医技科室管理规范与操作常规系列丛书

营养科管理规范与操作常规

主 编 周芸

副主编 王柯

编 者（按姓氏笔画排序）：

马文颖　马可佳　王丽娟　刘艳君

齐丽娜　孙石春　孙丽娜　李 东

张 彤　张 舫　张 超　张黎黎

赵春娟　赵 慧　夏 欣　陶红梅

U0218845

中国协和医科大学出版社

图书在版编目（CIP）数据

营养科管理规范与操作常规／周芸主编. —北京：中国协和医科大学出版社，
2018.1

（医技科室管理规范与操作常规系列丛书）

ISBN 978-7-5679-0818-5

I. ①营…　II. ①周…　III. ①临床营养-医院-管理-规范　Ⅳ. ①R459.3-65
②R197.32-65

中国版本图书馆 CIP 数据核字（2017）第 152696 号

医技科室管理规范与操作常规系列丛书
营养科管理规范与操作常规

主　　编：周　芸
责任编辑：吴桂梅

出版发行：**中国协和医科大学出版社**
　　　　　（北京东单三条九号　邮编 100730　电话 65260431）
网　　址：www.pumcp.com
经　　销：新华书店总店北京发行所
印　　刷：北京新华印刷有限公司

开　　本：710×1000　　1/16 开
印　　张：12.25
字　　数：190 千字
版　　次：2018 年 1 月第 1 版
印　　次：2018 年 1 月第 1 次印刷
定　　价：34.00 元

ISBN 978-7-5679-0818-5

前　言

随着现代医学的发展，临床营养学已成为一门独立学科，在临床医疗中处于不容忽视的地位。临床营养学是营养学科的重要领域，作为诸多疾病综合治疗的重要组成部分，医学营养干预的重要性和有效性已为众多高强度研究证据所证实。

近年来，医学的不断深入发展，营养在预防、治疗、康复与保健中的作用越来越得到重视。卫生计生委在最新的三甲医院评审中，对临床营养科的职能与标准提出了具体的要求，把临床营养在整个诊疗过程中的作用提到了更高的水平。因此，为加快临床营养工作建设的步伐，加强领导，改善管理，提高营养膳食质量，保证医疗工作的需要，使临床营养工作与医院业务建设同步发展，我们编写了这本《营养科管理规范与操作常规》。

本书的编写依据行业标准，立足于临床工作实践，系统地介绍了临床营养科的工作范围与任务、医疗设施要求与营养食堂、营养科管理制度、营养科岗位职责、医院膳食、肠外营养配制、肠内营养配制、常见疾病的营养治疗。重点阐述了营养科管理制度与常见疾病的营养治疗。

临床营养是疾病综合治疗的不可或缺的重要组成部分，与手术、药物一起构成患者健康护航的"三驾马车"，而营养的重要性及其疾病防治效果需要通过正确的管理规范和操作常规才能实现。本书立足实践，直观易懂，适用于广大从事临床营养科工作的各级人员及临床医护人员参考学习。

由于时间仓促，水平有限，书中不妥和疏漏之处在所难免，敬请广大读者批评指正。

编者

2017 年 10 月

目　　录

第一章

临床营养科的工作范围与任务

第一节　临床营养科的性质

　　临床营养科是对各种原因引起的具有营养风险、营养不良及营养代谢病的患者通过营养检测和评价进行营养诊断，并使用药品或非药品类营养治疗手段对患者进行治疗的业务科室，以及为住院患者提供各种有诊断、治疗和促进康复作用的饮食保障部门。1985年卫生部明确规定营养科（室）是医技科室，实行院长领导下的科主任负责制。根据临床营养科的功能定位，医院营养科名称应按卫生部要求统一为临床营养科，明确定位于医技科室，由业务院长直接分管，在医院医疗管理部门领导下开展工作，实行科主任负责制。三级医院和具备条件的二级医院应设立临床营养科，其他医院可先设立营养室再逐步完善。

　　医院应加强对临床营养科的规范化建设和管理，落实其功能任务，保证临床营养科按照安全、准确、及时、经济、便民和保护患者隐私的原则，开展营养诊疗工作。营养食堂是为患者制作膳食的场所，包括患者在院期间的普食、治疗膳食等的配制工作，是临床营养科不可分割的组成部分，所以营养食堂应隶属于临床营养科，在临床营养科直接领导下开展工作，应与总务处或后勤科室分开管理。

第二节　临床营养科的业务范围

　　1. 临床营养治疗工作

　　（1）可独立诊治因摄入营养物质不足、过多或比例不当等引起的原发性营养失调的患者，如肥胖等。

（2）可与临床各科室联合诊治因器质性或功能性疾病、创伤应激以及特殊生理性因素等各种原因引起的继发性营养不良的患者。

```
继发性         ┌─ 进食障碍，如口、咽、食管疾病所致摄食困难，精神因素所致摄
营养失调       │   食过少、过多或偏食等
               │
               ├─ 机体对营养需求的改变，如肿瘤等慢性消耗性疾病、手术等创伤
               │   应激以及生长发育、妊娠、中老年等特殊生理性因素
               │
               ├─ 排泄失常，如腹泻引起的水电解质紊乱、长期大量蛋白尿可致低
               │   清蛋白血症等
               │
               ├─ 消化、吸收障碍性消化道疾病，如慢性腹泻、炎性肠病、短肠综
               │   合征等，某些药物如新霉素、考来烯胺的副作用等
               │
               └─ 物质合成障碍，如肝硬化失代偿期清蛋白合成障碍引起的低清蛋
                   白血症等
```

（3）可与临床各科室联合诊治因代谢障碍引起的代谢病的患者。

```
因代谢障碍     ┌─ 蛋白质代谢障碍，继发于器官疾病，如严重肝病时的低清蛋白血
引起的         │   症等；先天性代谢缺陷，如苯丙酮尿症、血红蛋白病等
代谢病         │
               ├─ 脂类代谢障碍，主要表现为血脂或脂蛋白异常的疾病，可为原发
               │   性代谢紊乱或继发于糖尿病、甲状腺功能减退等
               │
               ├─ 矿物质代谢障碍，如铜代谢异常所致肝豆状核变性，铁代谢异常
               │   所致含铁血黄素沉着症、钙磷代谢异常所致骨质疏松症等
               │
               ├─ 糖代谢障碍，各种原因所致糖尿病及糖耐量减低以及低血糖症等；
               │   先天性代谢缺陷，如果糖不耐受症、半乳糖血症等
               │
               └─ 其他代谢障碍，如嘌呤代谢障碍所致痛风、卟啉代谢障碍所致血
                   卟啉病等
```

2．营养风险筛查与营养评价

临床营养科应组织实施对住院患者营养风险筛查工作，对有营养风险的患者，通过营养检测等相应的手段对患者进行评价和诊断，进一步通过治疗膳食、肠内营养和肠外营养实施干预与治疗，使患者得到合理的营养治疗。

3．三级查房制度

临床营养科应对需要营养治疗的住院患者实行三级查房制度，并参加医院质量查房、疑难病例讨论以及加入 MDT（multidisciplinary team）等。

4. 营养门诊

临床营养科应开设营养门诊，负责门诊患者的营养评估、诊断和治疗。

5. 膳食及营养液配制

临床营养科的营养治疗制备部门应遵照营养治疗医嘱，负责营养普食、特殊膳食、治疗膳食、肠内及肠外营养液的统一配制。

6. 制订规章制度

制订临床营养科各功能区的规章制度并督促检查。

7. 开展临床营养新技术项目及科研工作

8. 承担本专业及临床医学、护理等专业的临床营养教学工作

9. 实施监管

对全院营养治疗处方实施监管。个体化营养治疗方案（包括治疗膳食、肠内营养、肠外营养）的制定必须由临床营养科会诊后进行专科处方，对药品或非药品类营养治疗预包装产品的处方应进行专科管理和建议。

第三节 临床营养科的任务

```
                ┌─────────────────────────────────────────────────┐
                │ 为全院营养支持组的成员，承担疑难患者的营养会诊任务。根据 │
                │ 患者的病情及营养状况，提出与制定患者的营养治疗方案      │
                ├─────────────────────────────────────────────────┤
                │ 保证营养治疗方案的实施，建立科学管理的规章制度，并检查与 │
                │ 评价执行的效果                                    │
                ├─────────────────────────────────────────────────┤
                │ 负责住院患者多种膳食的设计、制备与供应，保证提供良好的食 │
 临床营养          │ 物质量与营养治疗                                  │
 科的任务          ├─────────────────────────────────────────────────┤
                │ 教学上承担多级营养教学、进修生和实习生的培训、实习，以及 │
                │ 在职人员的专业教育等任务                           │
                ├─────────────────────────────────────────────────┤
                │ 开展科研工作，吸取国内外先进经验，不断总结与改进工作，以 │
                │ 提高业务水平                                      │
                ├─────────────────────────────────────────────────┤
                │ 对群众进行科普宣传，在门诊开设营养咨询，对住院患者进行营 │
                │ 养指导                                            │
                └─────────────────────────────────────────────────┘
```

第二章

营养科医疗设施要求与营养食堂

第一节　医疗设施要求

临床营养科应具有完成相应临床营养诊疗工作所需的场所和仪器设备。营养科室的位置应与病区相邻，应有封闭的送餐专用通道，方便日常工作，各功能区光线明亮、通风、干燥。

1. 营养门诊

```
营养门诊 ┬ 营养门诊应当设于医院门诊区域，有专用的房间。有条件的门诊
         │  还应有放置人体成分、代谢率测量等相关检测仪器设备的场地以
         │  及放置营养治疗产品的区域
         │
         └ 营养门诊应配备包括安装相应营养软件的计算机、身高体重计、握
            力器、皮褶厚度计、测量软尺、听诊器、血压计、代谢车、人体成
            分分析仪、仿真食物模具、食物称，具备营养成分分析及检测条件
```

2. 营养代谢实验室

```
营养代    ┬ 营养代谢实验室可单独设置于临床营养科内，总面积不低于 $50m^2$，
谢实验室  │  也可设置在医院检验科内，由称量室、精密仪器室、毒气室及操作
          │  室四部分组成，室内墙壁为铝塑板，地面耐磨、防滑、防静电
          │
          ├ 营养代谢实验室应配备与开展检测项目相应的仪器设备：天平，
          │  荧光、紫外可见光分光光度计，原子吸收光谱仪，凯式定氮仪等
          │
          ├ 相应标本处理、保存等设备：恒温箱、干燥箱、水浴箱、离心机、
          │  混合器、电冰箱等
          │
          └ 开展有毒检测项目时应具有相应排风及通风设备
```

3. 肠内营养配制室

肠内营养 配制室

肠内营养配制室与治疗膳食配制室临近，总面积不低于 $60m^2$

流程布局：分为二次更衣区、刷洗消毒区、配制区、制熟区及发放区，室内墙壁铺贴白色瓷砖，地面耐磨、防滑、防静电

应有空气消毒及降温设备、保鲜柜，配备匀浆机（胶体磨）、捣碎机、微波炉、电磁炉、冰箱、净化工作台、操作台、药品柜、清洗消毒设备、蒸锅、天平、量杯、量筒及各种配制容器、封口机等设备

有条件的医院应达到 30 万级净化区，还可配备全自动封装机等设备

4. 肠外营养配制室

肠外营养 配制室

有静脉药物配置中心（PIVAS）的医院，肠外营养配制应当在静脉药物配置中心进行

没有静脉药物配置中心的医院，肠外营养配制室可单独设置于临床营养科内，总面积不低于 $40m^2$

流程布局：更衣处置间-摆药准备间-配制间。其中有条件的医院可按 GMP 要求，配制间为局部组合式百级净化配制间，30 万级层流净化，设传递窗

基本设备：操作台、药品车和药品柜、电冰箱、清洁消毒设备、空气消毒器。室内墙壁铺贴白色瓷砖，地面耐磨、防滑、防静电

肠外营养配制室应配备百级净化工作台、操作台、药品车和药品柜、电冰箱、清洁消毒设备（紫外线灯或空气消毒器、隔离衣）、小型水处理设备（无菌净化水也可从医院肾病透析中心接入或用简易方法取得）等

有条件的医院还可配备独立的水处理系统以及天平（1/1000 感量）等精密仪器

临床营养科的仪器和设备应当由专（兼）职人员负责操作，并进行日常维护保养和消毒，建立使用、维修档案，定期进行质量控制

第二节   营养食堂

营养食堂应以营养业务为特色，推动营养食堂的建设，发挥"第二药房"的特殊作用。新建或改建营养食堂时应具备与其功能和任务相适应的场所、设备、设施，且布局合理。

1. 选址与面积

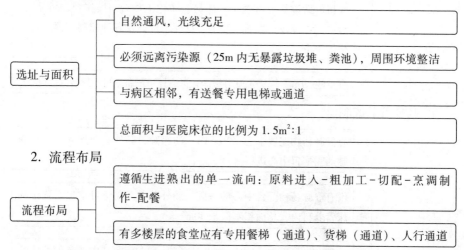

选址与面积	自然通风，光线充足
	必须远离污染源（25m 内无暴露垃圾堆、粪池），周围环境整洁
	与病区相邻，有送餐专用电梯或通道
	总面积与医院床位的比例为 1.5m²∶1

2. 流程布局

| 流程布局 | 遵循生进熟出的单一流向：原料进入 - 粗加工 - 切配 - 烹调制作 - 配餐 |
| | 有多楼层的食堂应有专用餐梯（通道）、货梯（通道）、人行通道 |

3. 功能分区与配置

有相对独立的原料粗加工区、切配区、烹调制作区、主食制作间、主食热加工间、配餐间、洗涤消毒区。各区的地面要防滑、耐磨、耐重压、耐高温、耐腐蚀。地面不仅要平整，还要有一定的坡度以防积水。地面和墙体的交接处，应采用圆角处理，以免积水、积垢。

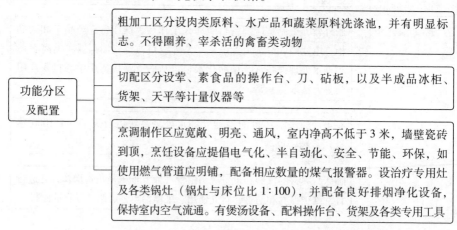

功能分区及配置	粗加工区分设肉类原料、水产品和蔬菜原料洗涤池，并有明显标志。不得圈养、宰杀活的禽畜类动物
	切配区分设荤、素食品的操作台、刀、砧板，以及半成品冰柜、货架、天平等计量仪器等
	烹调制作区应宽敞、明亮、通风，室内净高不低于 3 米，墙壁瓷砖到顶，烹饪设备应提倡电气化、半自动化、安全、节能、环保，如使用燃气管道应明铺，配备相应数量的煤气报警器。设治疗专用灶及各类锅灶（锅灶与床位比 1∶100），并配备良好排烟净化设备，保持室内空气流通。有煲汤设备、配料操作台、货架及各类专用工具

续流程

功能分区及配置

主食制作间配备专用工具、操作台和原料暂存柜、冰箱等。室内温度不得超过 25℃

主食热加工间配备蒸汽管道、蒸饭器、稀饭锅等专用工具、运送用具及三防照明电器设备等

熟食切配间必须配备二次更衣区、感应洗手池、消毒灭蝇设置、冷藏设备、操作台、砧板、专用刀具、专用刀具消毒箱

备餐间设有保温备餐台，有能开合的食品传递窗。有成品及留样冰箱，室内不得有明沟，配备空调，室内温度不超过 25℃

洗涤消毒区设 3 个及以上的餐具洗消池，有条件可配备洗碗机。有足够餐具保洁储存设施：热风高温消毒柜或消毒碗柜、带门存放柜，设专用保洁间（柜）

配套用房收验货区、候餐区、餐车清洗停放区、主副食库房、调味品库房、杂品库房、办公室、会议室、男女更衣间、男女卫生间、淋浴间、工作人员就餐休息区等。如使用液化石油气管道，需设置独立的供气房，并满足额定泄爆面积，配备各类防爆、报警设备及灭火装置

4. 送餐车

送餐车应有干式加热保温功能，推动轻便、灵活，易清洗，数量与床位数比为 1:（40~50）。

5. 其他设施

其他设施

自然采光操作区内窗口面积不小于地面面积的 1/10。有足够通风、排烟装置。有条件酌情配备中央空调

地面应用防水、防滑、无毒、易清洗的材料建造，具有一定坡度，易于清洗与排水，地漏应加设防鼠网

排水系统完善排水沟坡度应不小于 3%，水的流向应由高清洁操作区流向低清洁操作区，并有防止污水逆流的设计。排水沟出口安装防鼠网，还应设立不锈钢隔油器以沉淀杂物、分离油污

续流程

其他设施 ┤

门窗须装不锈钢纱，有足够的洗手设施和消毒装置，有足够污物存放设施（带盖污物桶）

有灭蝇、灭鼠、灭蟑螂设施

6. 治疗膳食配制室（区）

治疗膳食配制室（区） ┤

治疗膳食配制室分为准备间、治疗间、特殊间、主食制作及蒸制间、食品库房、餐具消毒间、刷洗间、膳食分发厅、管理办公室、统计室

室内墙壁铺贴白色瓷砖，地面耐磨、防滑、防静电，排水系统完善，室内不得有明沟，符合卫生、防火要求

治疗膳食配制室应配备食品加工、制作、冷藏、冷冻、储存、运送的各种炊具及设备，以及配备食物秤、量杯、专用治疗盘等称量器具

第 三 章

营养科管理制度

一、营养科工作制度

营养科工作制度

- 实行科主任负责制，定期讨论工作中存在的问题，提出改进意见与措施

- 负责住院患者的营养风险筛查、营养评价和治疗；按照科室评价相关制度开展营养门诊、营养会诊、营养查房及营养治疗工作；按照《病历书写规范》要求书写营养病历；为临床人员提供临床营养学信息，对患者进行营养宣教

- 各级人员要遵守院规院纪及科室规章制度，履行岗位职责，树立良好的医德医风

- 指导、监督营养食堂按照要求保质保量制作各类膳食，保障食品安全，并定期征求意见，及时整改

- 在科主任领导下，认真完成营养科的医疗、教学、科研、宣教工作

- 参加住院患者座谈会，听取并征求住院患者及家属意见；参加医、护、技联席会议，汇报诊疗服务流程中存在的问题，提出协调意见，并及时改进工作

- 定期组织科室工作人员进行职业道德教育和专业知识培训，提高医疗服务质量

二、营养咨询门诊工作制度

营养咨询门诊工作制度

- 临床营养科每周至少应开设营养咨询门诊3个半天，并与体检科结合开展健康体检营养咨询工作，有条件的医院可酌情增加门诊次数
- 营养医师应按时出诊，不得迟到和擅离岗位。应着装整洁，严肃认真，遵守各项工作行为规范，保持医务人员的职业道德
- 营养门诊医师必须是副高或主治医师以上人员
- 营养医师应规范书写营养门诊病历，耐心解答患者提出的有关营养治疗等问题
- 出诊时间原则上不能请假，特殊情况确需请假的，须有本科同级别医生顶替，不能出诊时须提前一天告知门诊
- 营养门诊的设备、设施应当由专（兼）职人员负责操作，并进行日常维护保养和消毒，建立使用、维修档案，定期进行质量控制
- 临床营养（医）师应按《病历书写规范》要求书写营养门诊病历，耐心解释患者提出的有关营养治疗及预防保健等方面的问题
- 门诊处方的非药品类营养产品（特殊医学用途配方食品，简称特医食品的鉴定、审核、收费标准后续由卫计委完成）应统一管理、发放，做到有规范、有记录
- 营养门诊应按医疗机构收费标准规定合理收费

三、营养查房工作制度

营养查房工作制度

- 营养医师查阅所管患者病历、充分了解患者基本情况及实验室检查结果后，到病房进行查体、膳食调查等，了解患者疾病及营养需求，耐心解答患者提出的有关营养治疗及预防保健等方面的问题，做好营养宣教和饮食指导，开具或调整营养治疗的医嘱
- 临床营养科应对采取特殊营养治疗及肠内肠外营养支持等的住院患者实行查房制度，对建立营养病历的住院患者实行三级查房制度

续流程

主任营养医师每周查房不少于 1 次，副主任营养医师每周查房不少于 2 次，主治医师每周查房不少于 3 次，住院医师每天查房不少于 1 次

营养医师和营养技师（士）应每日按时查房，询问患者营养药品、制剂的使用和进食情况，仔细体检，认真阅读临床病历，与临床医生进行有效沟通，共同拟定整体诊疗方案和营养监测计划

营养医师每天查阅、掌握全科新开管饲和治疗饮食医嘱信息

营养查房工作制度

及时记录体格检查和辅助检查资料，按《病历书写规范》要求书写病程记录和营养病历，并根据患者病情变化以及个体情况调整营养治疗方案，做到临床营养治疗与临床医疗密切结合，促进患者康复

在营养查房时，应对应用营养支持的患者明示营养治疗的风险和营养制剂报销情况，耐心解答患者提出的有关营养治疗的相关问题

营养护士遵守核对制度，对配制好的治疗膳食和肠内营养制剂检查确认无误后方可分发

营养医师到病房监督检查住院患者治疗膳食、肠内营养制剂使用情况，确保营养治疗医嘱的有效执行

四、营养会诊工作制度

营养会诊工作制度

营养医师、营养技师在接到会诊医嘱后，了解会诊情况，前往会诊

院内普通会诊须在 24 小时内前往会诊科室，向临床医师和患者了解并分析病情，根据病情提出营养治疗方案，保证患者当日就餐；管饲患者开出肠内营养医嘱，对有辨证施膳要求者，须在 24 小时内提供书面意见或指导

续流程

营养会诊 工作制度	院内大会诊接到会诊后，经科室领导同意，由主治以上（含主治）医师按时前往会诊，根据病情提出营养治疗方案，管饲患者即开出肠内营养医嘱，对辨证施膳要求者，须在 12 小时内提供书面意见或指导
	院外会诊，必须征得科室主任同意，报医务处审批后方可前往

五、营养科值班、交接班工作制度

营养科值班、交接班工作制度	值班医师准时到达科室，接受各级医师交办的工作。交班时了解急、危重患者和新入院患者的情况
	值班医师负责各项临时性医疗工作和临时情况，给予必要的医疗处理
	医师在下班前应将急、危重患者的病情和处理事项记入交班本，做好交班工作。值班医师对急危重患者应做好病程记录和医疗措施记录
	值班医师遇有疑难问题时，应请经主治医师或上级医师处理
	交班时，值班医师应将患者情况向主治医师或主任医师报告，并向主治医师交清急危重病员及尚待处理的工作
	在节假日设有值班医师

六、营养科宣教制度

营养科宣教制度	对重症患者根据病情特点进行个体化宣教，使患者提高康复信心，减少顾虑，配合治疗，增强自理能力
	对临床医护、患者及其家属、社区居民定期举办健康知识讲座，进行营养知识、健康生活等方面指导
	制定各种医院饮食种类、收费标准和适应证、禁忌证，编印临床营养使用手册，发放给每一位临床医务人员。临床营养有关内容应纳入医院新进人员的岗前培训
	临床营养专业人员应在会诊、查房、门诊过程中，及时解答患者的营养、饮食问题，有针对性地提供营养方案和建议

续流程

营养科 宣教制度	定期对重点病区医护患进行健康宣教
	对患者发放营养知识宣传页，内容以常见疾病的预防、保健知识及饮食知识和科室新技术、新业务为主
	急诊观察以及门诊输液的患者，由护士发放一些营养知识宣传页
	定期举办常见疾病的公益性科普讲座，利用电视、报刊、网站等媒体，进行营养与防病的宣传

七、营养治疗医嘱执行制度

营养治疗 医嘱执行 制度	营养医师根据患者病情变化以及个体情况，负责营养治疗方案的制定。开具营养治疗医嘱
	病房护士或营养护士负责汇总营养治疗医嘱，将患者所用医用营养品录入科室收费系统
	营养护士将营养治疗医嘱分发至制备部门
	营养（技）师根据营养治疗医嘱编制治疗膳食食谱等，营养护士配制肠内营养制剂
	营养护士遵守核对制度，对配制好的治疗膳食和肠内营养制剂检查确认无误后方可分发
	营养医师（营养师）应深入至各病区观察、随访住院患者使用治疗膳食和肠内、外营养制剂的情况，尤其对制剂的浓度、温度、流速，插管冲洗、消毒等具体内容进行指导，确保营养治疗医嘱的有效执行

八、营养科感染管理制度

1. 肠内营养配制室管理制度

| 肠内营养
配制室管
理制度 | 工作人员进入配制室需按七步法洗手，戴口罩、帽子，穿工作服 |
| | 台面消毒：每次操作完毕，用消毒剂、取专用洁净毛巾擦拭台面 |

续流程

肠内营养配制室管理制度

- 空气消毒：使用前 1 小时打开空气净化机，配液结束后关闭。每日 9：00～15：00 通风两次，每次 1 小时。每日 8：00～9：00 紫外线空气消毒 1 小时

- 营养液灌装容器：一洗、二刷、三冲、四消毒、五保洁。灌装容器清洁后。用远红外线消毒柜消毒 30 分钟，温度 125℃，放消毒柜中保存

2. 餐具和烹调用具管理制度

餐具和烹调用具管理制度

- 餐具和烹调用具清洗执行五道程序：一洗、二刷、三冲、四消毒、五保洁

- 常用消毒方法和标准：红外线消毒柜消毒：温度 125℃，时间为 30 分钟；蒸汽（煮沸）消毒：蒸汽消毒，温度 100℃，时间 30 分钟，或煮沸消毒 30 分钟；药物消毒：除残渣-热碱水浸泡洗刷-药物消毒-清水冲，消毒液浓度 1∶200，消毒时间 30 分钟，严格按消毒液的使用说明进行

- 科室定期进行监测，并积极配合医院感染控制科做好配制室空气、操作台面等生物学检测

营养科设备维护制度

- 使用各种仪器设备时，必须严格遵守安全使用规则和操作流程，未经培训或未掌握操作技术者及未经允许不得使用

- 精心维护，定期对仪器进行仔细检查，发现问题，及时解决，排除隐患

- 贵重精密仪器设备由专人保管，并建立技术档案和使用记录，定期对仪器进行维修、检定、校准

- 设备定期维护保养，确保设备清洁、无油污、无生锈等，在用设备完好

九、营养科卫生制度

营养科卫生制度

- 严格执行《食品卫生法》《医疗机构管理条例》等相关法律法规

- 凡患有消化道传染性疾病（包括病原携带者）、活动性肺结核、化脓性或渗出性皮肤病及其他有碍食品卫生的疾病时，不得参加接触直接入口食品的工作。上述疾病的疑似患者也应先调离接触直接入口食品的岗位

- 凡有腹泻；手外伤、烫伤；皮肤湿症、疖子；咽喉疼痛；耳、眼、鼻溢液；发热，呕吐症状的，应暂停接触直接入口食品的工作或采取特殊的保护措施，并及时治疗，排除有碍食品卫生的疾病后，方可恢复工作

- 手部卫生：按照正确的洗手（七步洗手法）和手消毒方法，并保证足够的洗手时间。下列情况须洗手：加工直接入口食品前；加工时间过长时，中间应随时洗手；处理食品原料后；接触与食品加工无关的物品后；如厕后

- 配制人员和厨师不得留长指甲，不得涂指甲油，不得戴戒指

- 工作时穿戴洁净的工作服、帽，把头发全部置于帽内

十、营养科食品卫生制度

营养科食品卫生制度

- 依照《食品安全法》的规定组织医院相关人员参加食品安全培训，学习食品安全法律、法规、标准和食品安全知识，明确食品安全责任，并建立培训档案

- 建立并执行从业人员健康检查制度和健康档案制度。如发现工作中需接触直接入口食品的工作人员患有《食品安全法》规定不得从事接触直接入口食品工作的疾病的，应当将其调离到不影响食品安全的工作岗位

- 建立并执行原料验收、生产过程安全管理、储存管理、设备管理、不合格产品管理等食品安全管理制度，不断完善食品安全保障体系，保证食品安全

续流程

营养科食品卫生制度	建立食品档案、进货查验记录制度，如实记录食品的名称、规格、数量、生产批号、保质期、供货者名称及联系方式、进货日期等内容，或者保留载有上述信息的进货票据、记录，票据的保存期限不得少于 2 年
	定期维护食品加工、储存、陈列等设施、设备；定期清洗、校验保温设施及冷藏、冷冻设施；按照要求洗净、消毒餐具、饮具，并将消毒后的餐具、饮具储存在专用保洁柜内备用，不得使用未经消毒的餐具、饮具
	有条件的医院，可以设置快速食品检验或农药残留检测的试纸或设备，进行日常采购食品的验收
	发生食品安全事故后应当立即封存导致或者可能导致食品安全事故的食品及其原料、工具、设备和现场，在 2 小时之内向所在地县级人民政府卫生行政部门报告，并按照卫生行政部门的要求采取控制措施

十一、肠外营养配制室工作制度

医院无静脉配置中心的临床营养科可设肠外营养配制室。

肠外营养配制室工作制度	肠外营养配制室负责全院肠外营养制剂的配制工作
	工作人员进入配制室需严格洗手，戴帽子、口罩并二次更衣方可进行配制操作。肠外营养配制室禁止无关人员进出、逗留
	营养护士应根据营养治疗医嘱在消毒后的层流净化台内进行肠外营养制剂的配制，严格执行无菌操作，按照规定的配液流程进行营养制剂的配制；及时标注配制时间、配制标签和配制人；配制完毕后，每份液体使用注射器留样 5ml，标注患者信息和配制时间后，置冰箱密封保留 48 小时
	营养护士应遵守营养治疗核对制度，对配制好的肠外营养制剂的质量、发放对象检查确认后方可分发
	肠外营养制剂的分发应有交接制度，包括交接双方签名并注明日期。分发至各病区肠外营养制剂的数量及配制时间应有记录等

续流程

肠外营养
配制室
工作制度
- 营养护士全部配制工作完成后，应进行常规消毒。定期进行空气、层流台桌面等物品细菌培养。当细菌培养结果不符合配制要求时，应及时汇报，经整改达标后再恢复使用
- 营养护士应根据药品、食品等管理规范进行营养治疗产品的管理和储存，仪器设备的使用应遵守有关规定，注意仪器设备的维护与保养

十二、肠内营养配制室工作制度

肠内营养
配制室
工作制度
- 肠内营养配制室负责医院肠内营养制剂的配制工作
- 工作人员进入配制室需严格洗手，戴帽子、口罩并二次更衣方可进行配置操作。肠内营养配制室禁止无关人员进出、逗留
- 配制前应执行"三查七对"制度，根据营养治疗医嘱配制肠内营养制剂；配制中仪器设备的使用、操作应遵守有关规定；配制好的肠内营养制剂应分装入消毒过的专用容器中，再次对制剂质量、发放对象检查确认后方可分发
- 遵守食品卫生和安全的要求，配制好的制剂实行留样制度
- 肠内营养制剂的分发应有交接制度，由交接双方签名并注明日期。分发至各病区肠内营养制剂的数量及配制时间应有记录
- 营养护士或营养技师（营养师）应根据药品、食品等管理规范进行营养治疗产品的管理和储存，执行空气、物品清洁消毒规范，注意仪器设备的维护与保养

十三、营养科治疗膳食管理制度

营养科
治疗膳食
管理制度
- 医院膳食是为住院患者设置的。其种类包括基本膳食和治疗膳食。根据医院收治病种增添治疗膳食种类，并承担肠内营养支持工作
- 临床医生开立膳食医嘱，护士执行膳食医嘱，并填好饮食牌
- 营养（医）师查阅患者电子病历，对患者进行风险筛查与评估，与临床医师沟通后，核对或调整膳食医嘱

续流程

营养科
治疗膳食
管理制度

- 治疗膳食有专门制作间（或灶）和专职营养厨师，严格按照治疗饮食操作规范制作。匀浆膳、配方膳按有关营养配方要求和配制方法严格执行

- 制作好的膳食经营养师检查合格后，应妥善盛装在统一、清洁消毒的餐具内，采取一定的保温、保洁运输方式，在规定时间（30分钟）内送达各个病区，核对患者床号后分发治疗饮食，在规定时间内（40分钟）收回餐具送回食堂

- 营养（医）师定期观察患者进食情况及营养状况，进行膳食效果评价，根据患者的病情变化及时调整膳食方案

- 膳食食谱制定要有季节性，照顾特殊饮食习惯、民族风俗和宗教信仰及不同经济条件需要

- 开饭时工作人员应洗手、戴口罩，保持衣帽整洁，携带配餐记录，并严格执行饮食查对制度，必须保证治疗膳食质量、卫生、温度和发放准确

- 营养食堂管理员、班组长对每日送餐时间、送餐情况进行监督检查，做出记录。营养科长、营养师、食堂管理员、营养厨师定期到病房对医护人员及患者征询意见，并及时改进工作

十四、医患沟通制度

医患
沟通制度

- 医护人员应向营养（医）师介绍患者的诊疗情况。营养（医）师或护士进行营养风险筛查和评估，营养医师对存在营养风险的患者制定营养治疗方案

- 营养医师查房结束时，及时将病情、初步诊断、治疗方案，以及进一步诊治检查方案等与主管医师、患者进行沟通交流

- 对带有共性的常见病、多发病、季节性疾病等，由临床医护人员和营养医师等一起召集病区患者及家属，集中进行沟通，回答患者及家属的问题

续流程

医患沟通制度	诊断不明或疾病恶化时，在沟通前，医医之间，医护之间，护护之间要相互讨论，统一认识后，由上级医师对家属进行解释，以避免各自的解释矛盾对家属产生不信任和疑虑的心理
	定期抽查医患沟通情况。了解医患沟通的实施情况，听取患者意见，并对实施效果加以评价，提出改进措施或意见

十五、营养病历书写和管理制度

临床营养科应当按卫生行政部门及医疗机构的有关规定书写病历及相关医疗文书。

1. 笔的颜色及字迹要求

病历记录应当使用蓝黑墨水书写，叙述通顺、完整、简练、准确，字迹清楚、整洁，不得随意删改、倒填、剪贴。营养（医）师应签全名。

2. 中文书写

病历一律用中文书写，无正式译名的病名，以及药名等可以例外。诊断、手术应按照疾病和手术分类名称填写。

3. 门诊营养病历的书写要求

门诊营养病历的书写要求	要简明扼要：患者的姓名、性别、年龄、职业、籍贯、工作单位或住所由挂号室填写。主诉、现病史、既往史、各种阳性体征和必要的阴性体征、诊断或印象诊断及治疗、处理意见等均需记载于病历上，由营养（医）师书写签字
	间隔时间过久或与前次不同病种的复诊患者，一般都应与初诊患者同样记录检查所见和诊断，并应写明"初诊"字样
	每次诊察，均应填写日期，急诊病历应加填时间
	二次门诊不能确诊或治疗无效，应请求上级医师或他科会诊，应将请求会诊目的及初步意见在病历上填写清楚
	被邀请的会诊医师应在请求会诊的病历（会诊单）上填写检查所见、诊断和处理意见并签字
	门诊患者需要住院检查和治疗时，由医师开具住院证，并在病历上写明住院的原因和初步印象诊断

4. 住院营养病历的书写要求

住院营养病历的书写要求

- 新入院患者经营养风险筛查，存在营养风险者，或重危患者实行肠内、肠外营养支持者，脏器移植等特殊营养治疗者必须完整书写营养病历

- 营养病历内容包括：姓名、性别、年龄、职业、籍贯、工作单位或住所，主诉、现病史、既往史、家族史、个人生活史，女患者月经史、生育史、体格检查、化验检查、特殊检查、小结、初步诊断、治疗处理意见等，由营养医师书写并签字

- 病历书写时力求完整、准确，要求营养风险筛查或会诊后24小时内完成

- 病历由实习医师负责填写，经住院医师审查签字，并做必要的补充修改，住院医师另写住院记录。如无实习医师时则由住院医师填写病历。主治医师应审查修正并签字

- 患者营养风险筛查或会诊后，必须于24小时内进行拟诊分析，提出诊疗措施，并记于病程记录内

- 病程记录包括病情变化、检查所见、鉴别诊断、上级医师对病情的分析及诊疗意见、治疗过程和效果

- 凡施行特殊处理或更改营养医嘱、营养处方时要写明施行或更改的原因、方法和时间

- 病程记录一般应每天记录1次，慢性疾病病情稳定者每2~3天记录1次，重危患者和骤然恶化患者应随时记录

- 病程记录由经治医师负责书写，主治医师应有计划地进行检查，提出同意或修改意见并签字

- 科内或全院性会诊及疑难病症的讨论，应做详细记录。请其他科医师会诊由会诊医师填写记录并签字

- 凡移交患者交班医师均需在病程记录中书写交班小结。阶段小结由经治医师负责填入病程记录内

- 各种与营养代谢相关的辅助检查结果应如实记录在营养病历中，营养方案调整应有依据、有分析、有目的

续流程

住院营养
病历的
书写要求

患者出院或营养治疗中断，各项记录应在 2 日内完成。出院总结内容包括病历摘要及各项检查要点、住院期间的病情转变及治疗过程、效果、出院时情况、出院后处理方针和随诊计划（有条件的医院应建立随诊制度），由经治医师书写，主治医师审查并签字

营养科参与死亡病例讨论的，死亡讨论记录营养部分由经治医师书写，主治以上医师审查并签字

营养病历完成后，由各级医师按要求审签，依照规定排放次序整理、装订，由科室指派专人保管。未经科室主任同意，任何人不得借阅、复制

营养病历保存期限一般不低于 15 年

十六、进修、实习工作制度

进修、
实习
工作制度

营养科工作人员的进修、实习工作由医院相关部门根据有关规定统一计划安排

科室要有专人负责进修工作，认真执行进修工作的有关规定，严格掌握进修、实习人员条件。科室要选派有经验的医务人员指导进修、实习人员。带教者应根据进修人员具体情况拟定计划，定期检查，努力完成

进修、实习人员要遵守医院各项规章制度，不得自行调换进修科目，不得中途退学，不得随意延长学习时间。进修、实习期间不安排探亲假

科室领导要经常了解进修人员思想情况，关心他们的学习和生活，定期召开座谈会，征求意见，改进工作

进修、实习人员在医疗工作中有特殊贡献者应给予表扬；医疗作风恶劣或犯有严重错误者，由科室上报，医院提出意见后，连同材料和本人一起送回原单位处理

进修、实习期满，应做好考核和书面鉴定，办妥离院手续

十七、食堂各项管理制度

1. 原材料采购、保管、供应和采样留检制度

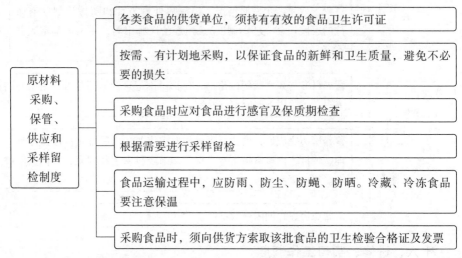

原材料采购、保管、供应和采样留检制度
- 各类食品的供货单位，须持有有效的食品卫生许可证
- 按需、有计划地采购，以保证食品的新鲜和卫生质量，避免不必要的损失
- 采购食品时应对食品进行感官及保质期检查
- 根据需要进行采样留检
- 食品运输过程中，应防雨、防尘、防蝇、防晒。冷藏、冷冻食品要注意保温
- 采购食品时，须向供货方索取该批食品的卫生检验合格证及发票

2. 食品操作的准备、处理、储存、运送标准和程序

（1）食品准备的标准与程序：在对菜肴加工以前，对所有的原料、调副料必须进行质量检验。肉类、冷藏冷冻原料、剩余原料、调料、酱制卤制品应作为重点的检查对象。

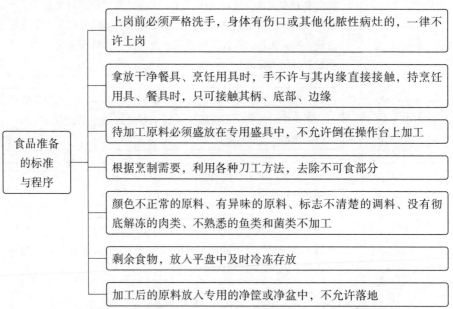

食品准备的标准与程序
- 上岗前必须严格洗手，身体有伤口或其他化脓性病灶的，一律不许上岗
- 拿放干净餐具、烹饪用具时，手不许与其内缘直接接触，持烹饪用具、餐具时，只可接触其柄、底部、边缘
- 待加工原料必须盛放在专用盛具中，不允许倒在操作台上加工
- 根据烹制需要，利用各种刀工方法，去除不可食部分
- 颜色不正常的原料、有异味的原料、标志不清楚的调料、没有彻底解冻的肉类、不熟悉的鱼类和菌类不加工
- 剩余食物，放入平盘中及时冷冻存放
- 加工后的原料放入专用的净筐或净盆中，不允许落地

续流程

| 食品准备的标准与程序 | 对下脚料及时收集清扫，放入专用的容器内 |
| | 工作结束后将操作区、用具、炊具、灶具、盛具、水池清洗打扫干净，按规定放置 |

（2）食品处理的标准与程序

食品处理的标准与程序	食物加工处理前，对加工用具进行检查，确保清洁并按照标志使用
	处理食品的用具、盛具洁净并且标志明显清晰
	加工处理食品时盛装合理，烹制好的菜倒入洁净熟食盆内离地放置
	加工第二道菜时一定要将锅彻底清洗干净再进行下一步操作
	掉落的原料及熟食弃之不用
	试尝菜肴口味时，应用小汤匙取汤在专用的小碗中，尝后将余下的菜汁倒掉，不准倒回锅中
	加工完毕后，及时对工作场所进行清扫，配置间不许有隔夜餐垃圾存放
	加工结束后对操作区、用具、盛具按要求清洗消毒、保洁

（3）食品贮存标准与程序

食品贮存标准与程序	建立入库、出库食品的登记制度，按入库时间先后分类存放，做到先进先出，以免贮存时间过长而生虫、发霉
	存放的食品应与墙壁、地面保持一定的距离
	各类食品分开存放，并有明显标志
	采取消除苍蝇、老鼠、蟑螂和其他有害昆虫及滋生条件的措施，保证场内三无：无鼠、无蝇、无尘
	定期检验库存食品，掌握所贮存食品的保持期

续流程

食品 贮存标准 与程序	不使用腐败变质、生虫及污染不洁的食品
	定期打扫贮存室，做好室内清洁消毒工作

（4）食品运送标准与程序

食品运送 标准与 程序	运送前应检查营养膳食的种类、质量，确认符合治疗原则和卫生要求
	送餐前应检查食品保温情况
	送餐车应有盖子，防止灰尘、蝇虫污染
	送餐员在送餐前应核对科室、姓名、床号、住院号、品种、数量
	送餐时间超过 30 分钟时送餐车应有保温功能

3. 食品烹调加工制度

食堂食品 烹调加工 制度	各种食品原料加工前须洗净。蔬菜与肉类、水产品要分池清洗，避免交叉污染；禽蛋应冲洗外壳，必要时进行消毒处理
	加工前，由专人验收原料，确保质量。冷冻食品要在室温下缓慢地彻底解冻，已解冻食品不得再冷冻
	应严格按照各类膳食常规及营养师的膳食配方进行加工烹调，不得随意更改
	尽量缩短加工至食用的间隔时间。热菜贮存尽量避免使用过大容器。若加工好的食物 2 小时内暂不食用，应在高于 60℃ 或低于 10℃ 的条件下存放
	生熟分开。用于食品原料、半成品、成品加工的容器和用具（刀、砧、板、桶、盒、筐、抹布等）应标志明显，严防交叉使用，并定位存放，用后洗净，保持清洁
	食品加热要彻底，防止外熟内生
	加工好的熟食，一般应当日用完，做到尽量不剩或少剩。不再食用已烧熟的隔日蔬菜；剩余食物若要继续食用（蔬菜除外），须凉透后放入熟食专用冰箱冷藏保存，不可暴露存放在室温下。再次食用前，须彻底加热，不可掺入新的熟食品中

4. 食堂卫生管理制度

食堂卫生管理制度

- 工作人员应体检、培训合格后，持有效的健康证方可上岗
- 工作人员上班时应穿戴整洁的工作衣帽，并保持个人卫生
- 营养科要成立食品卫生领导小组，食品卫生有专人管理和负责
- 工作人员每年体检一次，凡患有传染病都不得参加接触食品工作
- 做好食堂内、外环境卫生，做到每餐一打扫，每天一清洗
- 要求食堂管理人员每日自查一次，发现问题及时上报和处理
- 搞好操作间卫生，冷菜配餐所用工具必须专用，并有明显标志
- 食堂要有防蝇、防鼠等措施，严防生物污染

5. 食堂留样管理制度

食堂留样管理制度

- 营养食堂为患者和职工提供的每餐、每样食品都必须由专人负责留样
- 营养食堂每餐、每样食品必须按要求留足 100g，分别盛放在清洁餐具中
- 留样食品取样后，放入完好的食品罩内，以免被污染
- 留样食品冷却后，用保鲜膜密封（或加盖），标明留样时间、品名、餐次
- 留样食品密封、贴好标签后，立即存入专用留样冰箱内
- 留样食品必须保留 48 小时，时间到后方可倒掉
- 做好留样记录：留样时间、食品名称、留样人，便于检查

6. 食物残渣、餐具清洗消毒贮存操作标准与程序

（1）食物残渣、餐具清洗、贮存标准与程序

食物残渣、餐具清洗、贮存标准与程序
- 炊具使用前要保持清洁，使用中生熟分开，使用后清洁、消毒、定位、盖布存放
- 设置独立的餐具消洗区域，严格执行消洗程序，切实达到消毒要求。①热力消毒程序：除渍-洗涤-清洗-消毒。消毒温度要达到100℃，作用时间30分钟；②药物消毒程序：除渍-洗涤-清洗-消毒-冲洗。药物浓度、作用时间符合要求
- 成品和半成品容器要分开使用，每周消毒，定位存放
- 炊事机械设备使用中生熟分开，使用后刷洗干净，保持清洁、无锈、无油渍、污垢、腐物，防止污染
- 餐、酒、茶具每餐后清洁、消毒并达到检验标准，存放于保洁柜中（保洁柜保持清洁干燥，分已消毒和未消毒）

（2）餐具消毒标准与程序

餐具消毒标准与程序
- 对餐具的消毒，严格执行一洗、二刷、三冲、四消毒、五保洁
- 用"84消毒液"消毒时，要用1∶200的比例浸泡碗、筷、勺30分钟。消毒后要及时采取隔离措施，防止再次污染。餐车、碗柜每餐后清洗、消毒（1∶200的"84消毒液"擦拭）
- 消毒后的餐具细菌总数每平方厘米不得超过5个，经检验不得有大肠杆菌和致病菌
- 桌布、抹布使用前要用1∶200的"84消毒液"浸泡。使用后再用1∶200的"84消毒液"浸泡30分钟，清洗干净，晾干备用
- 用煮沸法或用蒸汽消毒时，要严格按操作规程进行

7. 食堂财务管理制度

（1）服务宗旨：以服务员工和患者为宗旨，认真执行国家有关法律、法规和财务管理规章制度，实行"统一管理，独立建账，成本核算，收支平衡"。

（2）主要收入来源：医院营养食堂收入主要来源于员工和患者及陪护外人员的就餐收入，每月末以当月电脑打印的就餐交易额确认当月伙食收入。

（3）医院营养食堂支出管理

医院营养食堂支出管理	所有物资购入时应填写食堂物资入库单，并经食堂主管或财务验收、过秤签字后入库
	食堂菜类的采购由专职采购员到菜市场采购，并填写"食堂物品采购单"，由验收人及食堂负责人签字，经常采购的米、油、面粉、肉等大额采购项目实行定点集中采购
	对定点采购的物品执行定期付款制度，经验收合格，手续齐全（发票填写准确、完整、规范）的物品，由各食堂管理员签字，科长签字同意后，交财务办理银行转账手续，非特殊原因不得支付现金
	领取主食、副食、蔬菜等物资材料，必须填写食堂物资出库单，食堂物资出库单须经食堂主管签章，并记入账簿
	对蔬菜、副食等以零星采购为主的食品，采购员凭有效发票向财务报账。报销的发票先由食堂管理员审核签字，科长审核签字，财务核实发票无误后方可支付现金。对手续不全、发票不规范的，财务有权拒绝支付现金

（4）医院营养食堂财务收支结算管理

医院营养食堂财务收支结算管理	医院营养食堂坚持"收支平衡、略有节余"的原则。食堂实行自收自支，自负盈亏
	食堂成本实行每天一小结，每月一大结，每日营业结束后，将当天营业收入和采购支出情况及时汇总，做到日清日结，月底计算出"月份食堂经营情况汇总表"，报告科主任，做到及时发现问题，分析原因，消除亏损

（5）医院营养食堂原始核算资料，由食堂负责人装订成册保存。

8. 食堂库房管理制度

食堂库房管理制度	常温库房要做到清洁、通风，并有防鼠、防蝇、防潮设施。冷库内要保持清洁，及时除霜，食品摆放分类，食品间留有一定空隙，保证冷藏效果
	入库食品由专人验收，确保食品质量
	食品应分类、分架、隔墙、离地，选择适当条件进行保管（常温、低温、保鲜、隔离等）

续流程

食堂库房
管理制度

从原料到成品，应做到生与熟、成品与半成品、食品与杂物、生活用品等隔离

食品库房内不得存放有毒有害物品和私人用品

凭收货/领用单做账。注意先进先出，尽量缩短贮存时间。腐败变质、超过保质期的食品应及时处理，不得使用

第 四 章

营养科岗位职责

一、营养科主任岗位职责

营养科主任岗位职责

- 在院长领导下，全面负责本科的医、教、研及行政管理工作，是诊疗质量和学科建设的第一责任人

- 负责制定各种规章制度，包括各类人员职责、工作制度、质量检查标准等

- 负责组织开展营养诊疗工作。开设营养门诊、参加危重患者及特殊营养治疗患者的查房、会诊，组织营养查房、病例讨论等

- 负责指导、检查营养医（技）师的诊疗工作、监督营养治疗的合理性，对不合理的肠内营养医嘱及时提出意见和建议

- 结合医院特点负责制订本医院住院患者膳食种类，并指导、监督营养食堂按照要求保质保量制作治疗膳食

- 掌握国内外学科动态，组织开展营养治疗和营养咨询，参与疑难病例的营养会诊，提出营养支持与治疗方案，并检查执行情况与效果，及时解决营养治疗中存在的问题，注意总结临床营养的经验。参与营养查房每周不少于1次

- 负责组织开展营养科学研究，积极支持和鼓励营养医务人员开展科研工作，带领全科学习和应用新知识、新技术，提高业务水平

- 承担教学工作，负责安排、指导实习和进修带教，组织在职人员业务培训与技术考核等专业教育工作

续流程

营养科
主任岗位
职责

- 主持科室管理小组活动及科内各项会议，布置和检查工作，安排科室内的分工等
- 组织开展患者和院内医务人员的营养宣教工作
- 对使用的非药品类营养治疗产品有索证确认的责任
- 组织本科人员的政治学习、医德教育、结合政治与业务情况，对本科人员的聘任奖惩、升转、调离、退休等提出意见，报上级审批
- 对本科的建筑与设备，提出购置与维修计划，使之符合安全、卫生与方便的要求

二、营养科副主任岗位职责

营养科副
主任岗位
职责

- 在科主任的带领下，负责本科室的医疗、教学、科研、预防和行政管理工作
- 参与制定各种规章制度，包括各类人员职责、工作制度、质量检查标准等
- 负责指导、检查营养医师和营养师的营养诊疗工作、监督肠内营养治疗的合理性，对不合理的肠内营养医嘱及时提出意见和建议
- 结合医院特点负责制订本医院住院患者膳食种类，并指导、监督营养厨房按照要求保质保量制作治疗膳食。负责食品卫生安全管理工作，严防食物中毒和各种事故发生，保障食品安全
- 负责组织开展营养诊疗工作。开设营养门诊、参加危重患者及特殊营养治疗患者的查房、会诊，组织营养查房、病例讨论等
- 参与开展科研工作，积极支持和鼓励全科学习和应用新知识、新技术，提高业务水平
- 承担教学工作，参与安排、指导实习和进修带教，组织在职人员业务培训与技术考核等专业教育工作
- 对使用的非药品类医用营养品有索证确认的责任

续流程

营养科副主任岗位职责

- 积极组织并参加医院和处（科）室开展的职业道德和医德医风教育
- 运用国内、外先进经验指导临床实践，不断开展新技术，提高业务水平
- 督促下级医师认真贯彻执行各项规章制度和操作规程
- 组织开展患者和院内医务人员的营养宣教工作

三、高级营养医师岗位职责

高级营养医师岗位职责

- 在科主任的带领下，负责营养诊治工作，对患者进行营养筛查与评估、营养诊断，制定营养治疗方案，评估营养治疗效果
- 参与营养会诊，进行院内科间会诊和院外会诊，制定个体化营养治疗方案（包括治疗膳食、肠内营养）
- 负责所管病区患者的营养查房，对下列患者每周查房1~2次：病危、病重、腹泻、呕吐、新开肠内营养治疗2天内、胃肠镜等特殊检查前和检查当日的患者、特殊患者。除前述患者外的其他管饲患者及糖尿病、肾病、低盐饮食的患者，每周查房1~2次
- 完成营养门诊工作，营养门诊开诊次数不少于2次/周
- 参与教学、科研工作，完成继续教育和专业培训要求，学习和应用新知识、新技术，提高业务水平
- 参与营养配制室和患者食堂的感染监控。执行空气、物品清洁消毒规范
- 参与营养治疗制备部门的食品安全及卫生等相关制度的管理，组织并参与营养食堂食品卫生的检查与指导，防止食物中毒的发生
- 积极组织并参加医院和处（科）室开展的职业道德和医德医风教育
- 组织开展患者和院内医务人员的营养宣教工作

四、中级营养医师岗位职责

中级营养
医师岗位
职责

在科主任和高级营养医师的指导下，负责营养诊治工作：对患者进行营养筛查与评估、营养诊断，制定营养治疗方案，评估营养治疗效果，书写营养病历

负责所管病区患者的营养查房，下列患者每周查房 2~3 次：病危、病重、腹泻、呕吐、新开肠内营养治疗 2 天内、胃肠镜等特殊检查前和检查当日的患者、特殊患者。除前述患者外的其他管饲患者及糖尿病、肾病、低盐饮食的患者，每周查房2 次

参与营养会诊，参与院内科间会诊。对个体化营养治疗方案（包括治疗膳食、肠内营养）的制定必须由营养科会诊后进行专科处方

参与营养配制室和患者食堂的感染监控。执行空气、物品清洁消毒规范

完成营养门诊工作：营养门诊开诊次数不少于 2 次/周

参与营养治疗制备部门的食品安全及卫生等相关制度的管理，组织并参与营养食堂食品卫生的检查与指导，防止食物中毒的发生

参与教学、科研工作，完成继续教育和专业培训要求，学习和应用新知识、新技术，提高业务水平

积极组织并参加医院和处（科）室开展的职业道德和医德医风教育

开展患者和院内医务人员的营养宣教工作

五、初级营养医师岗位职责

初级营养
医师工作
职责

在科主任和上级营养医师的指导下，对患者进行营养筛查与评估、营养诊断。制定营养治疗方案，评估营养治疗效果，书写营养病历

负责所管病区患者的营养查房。初级医师对下列患者每天查房 1 次：病危、病重、腹泻、呕吐、新开肠内营养治疗 2 天内、胃肠镜等特殊检查前和检查当日的患者、特殊患者。除前述患者外的其他管饲患者及糖尿病、肾病、低盐饮食的患者，每周查房 2~3 次

续流程

初级营养医师工作职责
- 参与营养配制室和患者食堂的感染监控。执行空气、物品清洁消毒规范
- 参与营养治疗制备部门的食品安全及卫生等相关制度的管理，组织并参与营养食堂食品卫生的检查与指导，防止食物中毒的发生
- 参与教学、科研工作，完成继续教育和专业培训要求，学习和应用新知识、新技术，提高业务水平
- 积极组织并参加医院和处（科）室开展的职业道德和医德医风教育
- 开展患者和院内医务人员的营养宣教工作

六、高级营养（技）师岗位职责

高级营养（技）师岗位职责
- 在科主任和营养医师的指导下，协助营养诊疗工作，负责对患者进行营养风险筛查、治疗食谱制订、营养素摄入量的计算、个性化营养食谱设计、膳食指导建议和营养宣教工作
- 负责营养治疗的监管与指导。负责营养液配制员的业务和技术指导与监管，负责营养液质量的监督检查，确保营养医嘱的有效执行
- 负责营养配制室的感染监控
- 负责食品安全及卫生等相关制度的管理，组织并参与营养食堂食品卫生的检查与指导，防止食物中毒的发生
- 执行空气、物品清洁消毒规范
- 负责本科室仪器设备的监管
- 积极组织并参加医院和处（科）室开展的职业道德和医德医风教育
- 参与科研工作，完成继续教育和专业培训要求

七、中级营养（技）师岗位职责

中级营养（技）师工作职责

- 在科主任和营养医师的指导下，协助营养诊疗工作，负责对患者进行营养风险筛查、治疗食谱制订、营养素摄入量的计算、个性化营养食谱设计、膳食指导建议和营养宣教工作
- 参与治疗膳食制作质量的监管与指导，配制肠内营养制剂或营养配制室配制员的业务和技术指导与监管，负责营养制剂配制质量的监督检查，确保营养医嘱的有效执行
- 参与对患者进行营养检测的具体操作：膳食调查、体格测量、实验室生化指标的检测等工作
- 参与营养治疗制备部门的食品安全及卫生等相关制度的管理，组织并参与营养食堂食品卫生的检查与指导，防止食物中毒的发生
- 参与营养配制室和患者食堂的感染监控。执行空气、物品清洁消毒规范
- 负责本科室仪器设备的日常维护及保养
- 参与科研工作，完成继续教育和专业培训要求
- 积极组织并参加医院和处（科）室开展的职业道德和医德医风教育

八、初级营养（技）师岗位职责

初级营养（技）师岗位职责

- 在科主任和营养医师的指导下，协助营养诊疗工作，负责对患者进行营养风险筛查、治疗食谱制订、营养素摄入量的计算、个性化营养食谱设计、膳食指导建议和营养宣教工作
- 负责对患者进行营养检测的具体操作：膳食调查，体格测量，实验室生化指标的检测等工作
- 负责治疗膳食制作质量的监管与指导，配制肠内营养制剂或营养配制室配制员的业务和技术指导和监管，负责营养制剂配制质量的监督检查，确保营养医嘱的有效执行

续流程

初级营养（技）师岗位职责
- 参与营养配制室和患者食堂的感染监控。执行空气、物品清洁消毒规范
- 参与科研工作。完成继续教育和专业培训要求
- 积极组织并参加医院和处（科）室开展的职业道德和医德医风教育
- 负责本科室仪器设备的日常维护及保养

九、高级营养护师岗位职责

高级营养护师岗位职责
- 在科主任和（或）护士长领导下，协助营养治疗医嘱的有效执行
- 负责汇总营养治疗医嘱，录入医院收费系统，分发营养治疗医嘱至营养治疗各制备部门
- 负责科室的医院感染预防与控制工作，完成院感的卫生学检测
- 对本科室内采购、领用的营养治疗产品根据药品、食品等管理规范进行管理和储存
- 参与根据营养治疗医嘱配制肠内营养制剂
- 参与科研工作：积极开展科研和新技术、新项目工作，完成继续教育和专业培训要求
- 积极组织并参加医院和处（科）室开展的职业道德和医德医风教育

十、中级营养护师岗位职责

中级营养护师岗位职责
- 在科主任和（或）护士长领导下，协助营养治疗医嘱的有效执行
- 负责汇总营养治疗医嘱，录入医院收费系统，分发营养治疗医嘱至营养治疗各制备部门
- 负责根据营养治疗医嘱配制肠内营养制剂

续流程

中级营养护师岗位职责

- 根据营养治疗核对制度，负责对配制好的治疗膳食和肠内营养制剂的质量、发放对象审核确认
- 参与科研工作，积极开展科研和新技术、新项目工作，完成继续教育和专业培训要求
- 参与科室的医院感染预防与控制工作，完成院内感染的卫生学检测
- 积极组织并参加医院和处（科）室开展的职业道德和医德医风教育

十一、初级营养护师岗位职责

初级营养护师岗位职责

- 在科主任和（或）护士长领导下，协助营养治疗医嘱的有效执行
- 负责根据营养治疗医嘱配制肠内营养制剂
- 根据营养治疗核对制度，负责对配制好的治疗膳食和肠内营养制剂的质量、发放对象审核确认
- 参与汇总营养治疗医嘱，录入医院收费系统，分发营养治疗医嘱至营养治疗各制备部门
- 参与科室的医院感染预防与控制工作，完成院感的卫生学检测
- 参与科研工作，完成继续教育和专业培训要求
- 积极组织并参加医院和处（科）室开展的职业道德和医德医风教育

十二、治疗膳食配制室专业操作人员岗位职责

治疗膳食配制室专业操作人员岗位职责

- 根据营养（技）师编制的治疗膳食食谱和加工要求制备各类治疗膳食
- 严格遵守劳动纪律和操作常规
- 完成专业知识学习和培训的要求

续流程

治疗膳食配制室专业操作人员岗位职责
- 严格遵守食品卫生制度，养成良好的卫生习惯
- 积极组织并参加医院和处（科）室开展的职业道德和医德医风教育

十三、营养食堂各类人员岗位职责

1. 营养食堂管理员岗位职责

营养食堂管理员岗位职责
- 在科主任领导下，负责营养厨房的行政管理及营养厨师及炊事人员的政治思想和安全保卫教育
- 负责固定资产、炊事用具及其他物资的添置、请领、维修与管理
- 领导和协助班组长，做好考勤和人事工作，维护良好的劳动纪律与工作秩序
- 监督检查各项规章制度的执行情况，如饮食质量、成本核算、财务手续、物资保管、采购验收、卫生制度、节约措施及奖惩制度等
- 组织炊事人员学习烹调技术和营养知识，关心群众生活，并征求患者意见，不断改进厨房的工作

2. 营养厨师岗位职责

营养厨师岗位职责
- 服从上级领导安排，接受营养专业人员指导，负责治疗饮食、半流质、流质的配制，做到严格执行治疗原则，控制和掌握加工质量
- 负责各类饮食原料采购的定量
- 具备熟练的烹调技术，懂得营养知识，能按医嘱配制并烹调各种治疗饮食
- 负责各类食物原料的洗、切等粗、细加工，并控制成本

续流程

营养厨师岗位职责

- 负责对厨工进行业务技术指导
- 按时分发各种治疗饮食，负责核对病区、床位、份数，明确标记，防止差错
- 按分工负责爱护餐具和厨具的维护和保管，节水，节电，节气，做好防火、防盗、防毒、防腐工作。烹调、分发过程中防止污染，生熟用具分开
- 值班厨师负责非正班时间患者饮食的制作与配送，并及时处理突发事件，超出处理范围时及时上报
- 负责把好食品卫生关，做到生熟餐具分开，保证食品及环境、用具的卫生，防止食物中毒
- 负责工作结束后的原料储存、环境卫生的清洁、能源的关闭
- 严格遵守食品卫生制度，养成良好的卫生习惯
- 严格遵守劳动纪律和操作常规，执行岗前培训制度，自觉接受年度培训
- 积极组织并参加医院和处（科）室开展的职业道德和医德医风教育

3. 面点师岗位职责

面点师岗位职责

- 在营养食堂管理员的领导下，在营养师的指导下，按营养师制定的食谱及患者膳食原则负责患者所需面点的制作
- 负责各种加工面点的质量检查和验收，遇有疑问及时向管理员报告，确保各种膳食质量和食品卫生，严防食物中毒
- 按治疗膳食原则，不得随意更改食谱，不得随意增减食品成分配料，不得随意改变烹制工序，使用食品添加剂符合国家规定使用的范围和卫生标准
- 合理用料及点心师用的调料品，每日填好领料单（米，面粉，调味品，荤、素等）

续流程

面点师
岗位职责
- 严格执行卫生工作制度，保持餐具的卫生，防止食物中毒
- 按规定时间发放主食，注意保暖
- 按厨房工作流程操作执行，做好个人卫生及厨房的清洁卫生工作
- 对淘米机、拌粉机、打蛋机、烘箱、蒸汽箱等机器的使用要严格按照操作规程，不得违章，并注意设备保养

4. 营养厨工岗位职责

营养厨工
岗位职责
- 服从分配，在管理员的领导下，辅助厨师制作住院患者的饮食
- 根据食谱和临床治疗需要，按质、按量制备膳食，保证按时供应，积极配合医疗
- 熟练地掌握菜肴烹调前的各种预制加工技术，负责对肉类、禽类、水产品及蔬菜的清洗、切配
- 对腐败变质、死因不明的肉类食物不得加工。海鲜类不与其他肉类混合清洗，必须无血、无异味。所加工食品不得混合存放
- 在厨师指导下做好蒸菜，掌握蒸菜上笼、下笼时间及当餐数量
- 负责加工区域的整洁卫生，砧板做到三面光洁（面、底、边）
- 负责操作切肉机、绞肉机，保证用后机器清洁卫生
- 遵守科室规章制度，服从排班，夜班人员应准时做好夜餐供应，保证新入院患者用餐
- 负责操作区域的设备保养和工具清洁及收藏。节约用水、电和煤，工作结束随手关煤气、电扇和自来水
- 严格执行卫生制度，加强个人及环境卫生，接触熟食和分发饭菜时要先洗手、戴口罩和帽子。注意安全，防止意外
- 会使用消防器材和防火工具，知晓防火常识。做好防火、防盗、防毒和防腐工作

5. 订/送餐员岗位职责

订/送餐员岗位职责

- 熟悉医院各类饮食的基本要求,负责订餐、送餐,认真做好患者饮食的供应工作
- 每天至患者床边预定次日饮食,同时确保新入院患者用餐
- 按"三查五对"(发餐前、中、后查,对科室、姓名、床号、品种、数量),保证按订单、按时、按量发放患者饮食
- 根据医嘱与患者饮食计划,按时、准确、热情地将饮食送发到患者床头
- 负责传好订餐单、打印发饭表和各种统计单
- 熟悉治疗饮食的种类,自觉接受营养专业人员的培训、检查和监督
- 严格遵守食品卫生制度,养成良好的卫生习惯,注意个人清洁卫生,工作时穿工作服,戴口罩、帽子
- 文明礼貌,热情耐心,向患者宣传各种膳食及营养食堂的特点,如有饭菜质量等问题应及时报告营养管理师,并耐心做好患者的安抚工作,避免发生矛盾
- 每天按时开早、中、晚三餐,每餐后及时回收、清洗餐具,送指定地点集中消毒。每天打扫配餐间、餐车、残渣桶等
- 积极参加业务学习,熟悉膳食常规和各项规章制度

6. 仓库保管员岗位职责

仓库保管员岗位职责

- 在管理员领导下负责主、副食品的保管工作,对购进物品要按发货票验斤验质,拒收腐烂变质食品。对库存食品要分类入账,凭出库传票发出,做到收支有据,账物相符,日清月结,记录清楚
- 每日库存的物品流动情况分类日报,月底进行盘点库存
- 重视食品卫生。所有食品要分类保管,生与熟、成品与半成品、食品与杂物都要分开,标签清楚
- 按食品卫生安全规范做好食品的验收、入出库和储存工作

续流程

仓库保管员
岗位职责

保持库内卫生整洁，粮食距墙距地要有一定距离，经常通风倒垛、防潮、防腐，做到无蝇、无鼠、无虫害、无蟑螂，保证主副食品不腐烂变质，防止浪费

廉洁奉公，坚持原则，不徇私情，爱护公物，杜绝浪费

每逢月底，在会计帮助下，盘点库存，做出全月库内物资消耗结算

7. 值班人员岗位职责

值班人员
岗位职责

在营养食堂管理员的领导下，负责非正班时间和节假日的值班

坚守岗位，履行职责，保证科室工作不间断进行，确需离开岗位时，必须向管理员报告，并有相应人员代岗方可离岗，不得擅自脱岗。如有重大问题及时请示领导

完成每日工作任务，热情接待来访、来电

节假日白天设干部值班，值班干部要忠于职守，做好考勤，检查督促各项工作落实，巡视各工作间，查对治疗饮食单，确保患者就餐质量。负责处理紧急事宜，保证科室工作正常运转。如有特殊、重要情况，及时逐级汇报

非工作时间内，定时巡视各楼层，检查水电、门等情况确保安全无隐患

值班室要保持清洁、整齐、有序，不准晾、挂衣物等。不准在室内吸烟、饮酒、会友，禁止外来人员在值班室留宿，无关人员不准进入各工作间及办公室

积极组织并参加医院和处（科）室开展的职业道德和医德医风教育

8. 采购员岗位职责

采购员
岗位职责

在管理员的领导下，负责本科主、副食品及炊具的采购供应工作

每月按计划办理大宗粮油的有关手续，及时采购各类食品，对重危患者特殊需要的食品要千方百计地保证供应

熟悉食品质量标准，按要求定点选购三证齐全（卫生许可证、经营许可证、产品质量检测合格证）符合食品卫生规定的食品

续流程

采购员
岗位职责

- 严格遵守国家政策法令，不买假冒伪劣产品及腐烂变质的食品，防止浪费，保证质量，保证卫生
- 负责妥善保管随身携带的现金、支票和有关票据，预借采购用款，主动与核算员结清公款及票证，不得拖欠
- 做好物资采购预支款申请与报销工作，严格执行财务制度，履行验收入库手续，做到物、钱、凭证三对口
- 负责购回食品经验收后的分类入库
- 积极组织并参加医院和处（科）室开展的职业道德和医德医风教育

9. 肠内营养液配制员工岗位职责

肠内营养
液配制
员工岗位
职责

- 在营养（医）师的指导下，根据营养医嘱，准时、准确完成患者所需营养液的配制
- 认真执行"三查七对"，即配液前、中、后查；核对科室、床号、姓名、营养液名、剂量、用法、时间
- 负责配制用具的消毒工作
- 负责配制室门、机器、层流净化系统的安全工作
- 按肠内营养配制室工作制度严格做好卫生消毒隔离工作
- 及时做好营养液的记账和转账工作
- 积极组织并参加医院和处（科）室开展的职业道德和医德医风教育

第五章

医 院 膳 食

第一节 基 本 膳 食

一、普通膳食

膳食特点	本膳食与健康人饮食基本相似，每日供应早、午、晚三餐，每餐间隔4~6小时
适用对象	消化功能正常、无发热、疾病恢复期、体格检查者等均可采用
膳食原则	每日供给的营养素应达到我国成年人推荐供给量要求，蛋白质70~90g，总热能1700~2250kcal（1kcal=4.186kJ，18~79岁），膳食配制应以均衡营养为原则
	每日供给的食物品种不少于五大类（见下表），保持色、香、味、形俱全，以增进食欲
	免用强烈辛辣刺激性的食品，油炸食品及不消化的食品应少用
忌用食物	各种刺激性食物和调味品；不宜消化、坚硬及易产气食物应尽量少食用

五大类食物品种

- 第一类为谷类及薯类，如米面杂粮、土豆、白薯、木薯等，主要含有大量的碳水化合物，也含有蛋白质、少量脂肪、矿物质和B族维生素
- 第二类是动物性食物，如鸡、鸭、鱼、肉、奶、蛋、虾、贝等主要含蛋白质的食物，也含有脂肪、矿物质、维生素A和B族维生素等
- 第三类是大豆及其他干豆制品，含优质蛋白质、脂肪、膳食纤维
- 第四类是蔬菜水果类，包括鲜豆、根茎、叶菜、茄果等，主要提供膳食纤维、矿物质、维生素C和胡萝卜素
- 第五类是纯热能食物，包括动植物油、淀粉、食糖和酒，主要提供能量，植物油还可提供维生素E和必需脂肪酸

二、软食

膳食特点	介于半流质至普食之间的一种饮食，每日除主食三餐外，另加一餐点心
适用对象 膳食原则	低热，消化不良，急性肠炎恢复期，口腔疾病，老年人或有咀嚼障碍者 肉、鸡、菜等一切食物都应切小、制软
	食物无刺激性易消化，主食以馒头、软饭、面条、粥等为主。每日供给的营养素应达到或接近我国成年人推荐供给量
	选用含粗纤维少的蔬菜。不用或少用大块的肉、禽、韭菜、豆芽、咸鱼、咸肉和其他咀嚼不便的食物
忌用食物	忌用油炸的烹调方法，不用强烈刺激性调味品

三、半流质

膳食特点	半流质为流质至软食或普食的过渡膳食，每日 5～6 餐，全日蛋白质 50～60g，总热能 1500～2000kcal
适用对象	发热，消化道疾病，施行手术后，咀嚼不便者
膳食原则	采用无刺激的半固体食物，少量多餐，每餐食物的总容量为 300ml 左右 各种食物均应细、软碎、易咀嚼、易吞咽 少量多餐，忌用粗纤维、粗粮、咀嚼吞咽不便的食物 一般半流质膳食：食物稀软、膳食纤维较少，根据病情和消化能力许可吃些软荤菜、软素菜及去皮软水果等；少渣半流质膳食：比较严格地限制膳食中的纤维，除过滤的菜汤、果汤、果汁外，不用其他果菜
忌用食物	豆类，大块蔬菜，大块肉类，蒸饺，油炸食品如炸鱼、炸丸子等均不可食用。蒸米饭、烙饼等硬而不易消化食物，刺激性调味品等均不宜食用。

四、流质

膳食特点	食物为液体状，热能、蛋白质及其他营养素不足，只能短期 1～2 天使用，如需较长期进食流质，则应改用配方膳食
适用对象	急性感染，高热，大手术后，急性消化道炎症，吞咽困难，重危患者

膳食原则	所用的食物皆需制成液体或进口即能溶化成液体 每日供应6~7次，每次200~250ml，总能量不超过1000kcal，特殊患者按营养师医嘱而定 避免过咸或过甜。注意饮食中成酸食物和成碱食物之间的平衡 根据病情不同，调整流质内容。在一般全流质之外，为了适应病情需要，医院膳食中还设有清流质、冷流质、忌甜流质等
忌用食物	块粒状或固体的食物皆应避免。忌用过甜、过咸、过酸的调味。易胀气过于油腻、刺激性食物不宜选用

1. 清流质

清流质

- 特点：是一种限制较严的流质膳食，不含胀气食品，在结肠内应留最少的残渣，比一般全流质膳食更清淡。服用清流质膳食，可供给液体及少量能量和电解质，以防身体脱水

- 适应证：腹部手术后，由静脉输液过渡到全流质或半流质膳食之前，先采用清流质；用于准备肠道手术或钡灌肠之前；作为急性腹泻的初步口服食物，以液体及电解质为主，仅作为严重衰弱患者的初步口服营养

- 膳食原则：不用牛奶、豆浆、浓糖及一切易致胀气的食品，每餐数量不宜过多；所供能量及其他营养素均不足，只能短期内应用，长期应用易导致营养缺乏

2. 冷流质

冷流质

- 特点：完全用冷的、无刺激性的流质食品

- 适应证：用于喉部手术后最初一、二日，扁桃体切除患者，上消化道出血患者也适用

- 膳食原则：不用热食品、酸味食品及含刺激性食品，防止引起伤口出血及对喉部刺激

3. 忌甜流质

忌甜流质

- 特点：本流质膳食中的糖类以多糖类为主，忌用单糖浓缩甜食

- 适应证：倾倒综合征、糖尿病患者

- 膳食原则：流质内容应尽量减少糖类的食品，禁用浓缩甜食、果汁饮料等。可用蒸鸡蛋、鸡汤过箩粥、豆腐脑、稠米汤等

第二节　治 疗 膳 食

一、低盐膳食

膳食特点	控制食盐量。全日烹调用盐量控制在 1~4g 或酱油 5~20ml
适用对象	心功能不全；急、慢性肾炎；肝硬化腹水；高血压；水肿；先兆子痫等患者
膳食原则	食盐量以"g"为单位计算，限制每日膳食中的含盐量在 1~4g 根据具体病情确定每日膳食中的食盐量，如水肿明显者 1g/d，一般高血压者 4g/d 此类膳食的用盐量在食物准备和烹调前应用天平称量后加入 已明确含盐量的食物应先计算后称重配制，其他营养素按正常需要量供给
忌用食物	忌食用各种盐、酱油制作的食品、含盐调味品等

二、低脂膳食

膳食特点	控制每日膳食中的脂肪总量（食物本身含量及烹调用油之总和），根据疾病不同，脂肪限制程度也有所不同
适用对象	肝胆疾病：急、慢性肝炎；肝硬化；胆囊疾病；慢性胰腺炎等 心血管疾病：高脂血症、冠心病、高血压 肾脏疾病：肾病综合征
膳食原则	食物配制以清淡为原则 高脂血症、高血压、冠心病患者要定期计算膳食的脂肪总量，并控制在规定范围内。烹调用油限制使用，每日低于 20g。其他营养素供给应均衡 烹调方法以蒸、煮、炖、烩为主 奶制品应选用低脂或脱脂奶
忌用食物	忌用含脂肪高的食物，如肥肉、奶油、肥禽，忌用油酥或奶油点心，忌用油炸的食物

三、低胆固醇膳食

膳食特点	控制每日膳食中的胆固醇含量在 300mg 以下。饱和脂肪酸供能占总能量 10%以下

适用对象	高血压、冠心病、高脂血症、脂肪肝、胆结石、胰腺炎、老人、肥胖症、肾病综合征等
膳食原则	控制总能量的摄入，使其体重控制在适宜范围内 控制脂肪总量，在低脂肪膳食的基础上，减少饱和脂肪酸和胆固醇的摄入 烹调用油，多选用茶油、橄榄油等单不饱和脂肪酸含量丰富的油脂，有助于调整血脂 多食用香菇、木耳、海带、豆制品、橄榄菜等，有助于调节血脂的食物 适当增加含有膳食纤维丰富的食物，有利于降低血胆固醇
忌用食物	忌用肥肉、猪牛羊油，忌用或少用蛋黄、猪脑、动物肝肾等动物内脏以及鱼子、蟹黄、鱿鱼等含胆固醇高的食物

四、低蛋白膳食

膳食特点	蛋白质含量较正常膳食低的膳食，每天蛋白质摄入量通常不超过 40g，其目的是尽量减少体内氮代谢废物，减轻肝、肾负担
适用对象	急、慢性肾炎；急、慢性肾功能不全；肾衰竭；尿毒症；肝功能不全或肝性脑病前期患者
膳食原则	以低水平蛋白质摄入量维持机体接近正常生理功能的需要，防止过多的含氮化合物在体内积聚，其他营养素供给尽量满足机体的需要 在蛋白质限量范围内尽量选用优质蛋白质食物 肾病宜选用蛋、乳、瘦肉类等优质蛋白质食物，以增加必需氨基酸摄入。避免负氮平衡，限制大豆类及其制品。肝病宜选含支链氨基酸的大豆蛋白，少用产氨多的肉类等动物性食物 限制蛋白质供应量应根据病情随时调整，病情好转后逐渐增加摄入量，否则不利于康复，这对生长发育期的儿童尤为重要
少用食物	含蛋白质丰富的食物，如豆类、干果类、蛋、乳、肉类等。但为了适当供给优质蛋白质，可在蛋白质限量范围内，肾病患者适当选用蛋、乳、瘦肉、鱼类，而肝病患者应选豆类及其制品

五、低嘌呤膳食

膳食特点	控制膳食中嘌呤的含量
适用对象	适用于高尿酸血症和痛风患者

续　表

膳食原则	选用嘌呤含量低于 150mg/100g 的食物
	合理供给碳水化合物，可占总能量的 60%~65%；适当限制脂肪摄入，占总能量的 20%~25%
	适当限制蛋白质摄入，每日 50~70g，并以含嘌呤少的谷类、蔬菜类为来源，或选用含核蛋白很少的食物
	烹调方法多用烩、煮、熬、蒸、氽等，少用煎、炸方法
	食物应尽量易消化。多选富含维生素 B_1 及维生素 C 的食物。可食米、面、牛奶、鸡蛋、水果及各种植物油。蔬菜除龙须菜、芹菜、菜花、菠菜外，其他均可食用
忌用食物	忌用肝、肾、脑、蛤蜊、鱼、肉汤、鸡汤、黄豆、蘑菇等，各种刺激性调味品及食物如酒、茶、咖啡、辣味品等

六、低碘膳食

膳食特点	限制含碘丰富食物的摄入
适用对象	适用于甲状腺功能亢进患者
膳食原则	限制食用含碘丰富的食物，如海藻类（海带、紫菜等）、海鱼、贝类等
	若为无碘饮食，烹调以粗盐或不加碘食盐取代一般加碘食盐
忌用食物	加碘食盐、海藻类（海带、紫菜等）、海鱼、贝类等

七、低钾膳食

膳食特点	控制膳食中钾的摄入，低于正常供给量，每日小于 1000mg
适用对象	各种原因引起的高钾血症
膳食原则	控制每日膳食中的钾，不食用含钾多的食物，严禁摄入钾盐
	应记录和计算膳食的含钾量
忌用食物	应少用豆类、瘦肉及含钾丰富的蔬菜水果等。可选用每 100g 含钾量在 250mg 以下的食物，如蛋类、藕粉、凉粉、南瓜、甘蔗、植物油等

八、高蛋白膳食

膳食特点	提高每日膳食中的蛋白质含量。以千克体重计，每日每千克标准体重 1.5~2g

续　表

适用对象	营养不良；手术前后；慢性肾炎、肾功能正常者；贫血；结核病
膳食原则	在供给充足热能的基础上，增加膳食中的蛋白质，每日总量可达 90～120g，其中蛋、奶、鱼、肉等优质蛋白质占总蛋白的 1/2～2/3 对食欲良好的患者可在正餐中增加蛋、奶等优质蛋白质丰富的食物 对食欲欠佳患者可采用含 40%～90% 蛋白质的高蛋白配方制剂，如酪蛋白、大豆分离蛋白制品 推荐热氮比为（100～200）∶1，防止蛋白质分解供能
忌用食物	忌用易引起变态反应的食物 忌用肥肉、荤油等富含饱和脂肪的食物 添加糖用量不超过 25g/d

九、高热能高蛋白膳食

膳食特点	此类膳食的热能及蛋白质含量均高于正常人膳食标准。成年人每日热能摄入量应大于 2000kcal，蛋白质每日不应小于 1.5g/kg（体重）100～120g，其中优质蛋白要占 50% 以上
适用对象	适用于严重营养缺乏的患者或手术前后的患者，凡处在分解代谢亢进状态下的患者等均可应用，如营养不良、大面积烧伤、创伤、高热、甲状腺功能亢进等疾病。此外，妊娠妇女、乳母和生长发育期儿童也需要高蛋白膳食
膳食原则	推荐能量与氮之比为（100～200）kcal 1∶1，否则治疗效果不良。因蛋白质摄入过低易导致负氮平衡，如能量摄入不足即可能将所摄入的蛋白质用于能量需要而被消耗 供给量应根据病情调整，例如大面积烧伤患者其每日能量和蛋白质的需要大大增多 为了防止血脂升高，应尽量降低膳食中胆固醇及糖类的摄入量，调整饱和与不饱和脂肪酸的比例 长期采用高蛋白膳食，维生素 A 和钙的需要量也随之增多，故应增加膳食中维生素 A 及胡萝卜素和钙质的含量 提高摄入量可采用增加餐次的方法，少量多餐达到治疗目的 摄入量增加应循序渐进，不可一次性大量给予，造成胃肠功能紊乱
忌用食物	忌用易引起变态反应的食物 忌用肥肉、荤油等富含饱和脂肪的食物 添加糖用量不超过 25g/d

十、少渣膳食

膳食特点	需要限制膳食中的粗纤维，包括植物纤维和结缔组织，目的是尽量减少纤维对消化道的刺激，减少肠道蠕动，减少粪便数量及粪便的运行
适用对象	咽喉部疾病、食管狭窄、食管炎、食管静脉曲张及消化道手术；结肠过敏、腹泻、肠炎恢复期、伤寒、肠道肿瘤、消化道出血
膳食原则	限制膳食中纤维的含量，尽量少用蔬菜、水果、粗粮、坚果，以及动物跟腱等食物。食物制作要细软烂，渣少，便于咀嚼和吞咽，蔬菜去粗纤维后制成泥状 同时给以低脂膳食 主食宜用白米、白面等细粮 少量多餐，根据病情可采用少渣半流质或少渣软饭
忌用食物	各种粗粮、大块的肉、油炸食物、刺激性调味品、整粒的豆、坚果、多膳食纤维的蔬菜水果（如芹菜、韭菜、豆芽、菠萝等）

十一、高纤维膳食

膳食特点	增加膳食中的膳食纤维，每日膳食纤维总量不低于25g，以增加粪便体积及重量、刺激肠道蠕动、降低肠腔内的压力，增加胆汁酸和肠道有害物质的排出
适用对象	便秘、糖尿病、肥胖病、肛门手术后恢复期、心血管疾病等患者
膳食原则	在普通饮食基础上，增加含粗纤维的食物，如粗粮、麦麸、豆芽、芹菜、韭菜等食物 鼓励患者多饮水，每天至少喝6~8杯水，空腹可饮用淡的盐水或温开水，以刺激肠道蠕动 如在膳食中增加膳食纤维有困难时，也可在条件许可下采用膳食纤维商业配方
忌用食物	少用精细食物，不用辛辣调料

十二、高能量膳食

膳食特点	每日供给的能量每千克体重在35kcal以上，总能量在2000kcal以上，满足营养不良和高代谢患者的需要

续　表

适用对象	体重过低、贫血、结核病、伤寒、甲状腺功能亢进、恢复期患者
膳食原则	在均衡膳食的原则下，鼓励患者增加食物量。尽可能配制容易引起患者食欲的菜肴 除正常膳食餐外，可另行配制能量代谢高的食物或以加餐的方法提高能量的供给量 对胃纳欠佳者，可用部分配方营养剂来增加总的能量和相关营养素的摄入量
忌用食物	忌用易引起变态反应的食物 忌用肥肉、荤油等富含饱和脂肪食物 添加糖用量不超过 25g/d

十三、限碳水化合物膳食

膳食特点	调整膳食构成，限制食物中碳水化合物的含量
适用对象	肥胖者；儿童糖尿病患者以及成年期发作性糖尿病患者；胃全切或部分切除患者；血清甘油三酯升高的患者
膳食原则	调整膳食构成，膳食应低碳水化合物、高蛋白质和适量脂肪。碳水化合物以多糖为主，忌用富含精制糖的甜食，如甜点心、甜饮料、糖果、巧克力等 膳食由稀到稠，少量多餐 根据病情及时调整膳食。合并心血管疾病、高脂血症、肾功能不全的患者，应调整膳食中蛋白质、脂肪含量，并注意各类食物的选择
忌用食物	各种加糖的甜食、果汁、饮料、酒类、蜂蜜、果酱、果冻等

十四、限脂肪限胆固醇膳食

膳食特点	主要目的是降低血清胆固醇和血脂，以期降低冠心病的危险因素。主要通过控制总能量，减少饱和脂肪酸、多不饱和脂肪酸和胆固醇的摄入，同时适量增加单不饱和脂肪酸的摄入
适用对象	高胆固醇血症、冠心病以及冠心病高危人群

续　表

膳食原则	控制总能量：目的是达到或维持理想体重，避免肥胖。因为肥胖如伴有高血压、高脂血症，会显著增加冠心病的危险性；反之，肥胖得到纠正，有利于血脂和血压的降低，糖耐量的改善
	限制脂肪总量。不论脂肪来源如何，由脂肪提供的能量不应超过总能量的 20%～25% 或全日供给量不超过 50g 为宜
	减少饱和脂肪酸的摄入。饱和脂肪酸（S）最大摄入量不能超过总能量的 10%，S 在动物性食品中含量较丰富。多不饱和脂肪酸（P）不主张摄入过多。较理想的供给方式为 S:M:P=1:1:1（其中 M 为单不饱和脂肪酸）
	膳食中胆固醇量限制在每日 300mg 以下。人体的胆固醇一部分来自食物，一部分由体内合成。食物中胆固醇全部来源于动物性食品。在限制胆固醇时要保证摄入充足的蛋白质，可用优质植物蛋白质代替部分动物性蛋白质

第三节　诊断用试验膳食

一、胆囊造影试验膳食

膳食特点	辅助诊断胆囊和胆道疾患，试验期 2 天。造影前 1 天午餐进食高脂肪膳食，前 1 天晚餐进食无脂肪低蛋白低膳食纤维膳食，基本为纯碳水化合物膳食。晚 8 时服碘造影剂，服药后禁饮水、禁食。检查当日早晨禁食。检查当中按指定时间进高脂肪餐
适用对象	慢性胆囊炎、胆石症、疑有胆囊疾病者、检查胆囊及胆管功能
膳食原则	高脂肪餐中脂肪含量不得少于 30g，可选高脂牛奶、煎鸡蛋、肥肉、奶油、巧克力糖、脂肪乳化剂等。在检查日第 1 次拍片后服用
	无脂肪低膳食纤维膳食，除主食外，一般不得添加烹调油和含蛋白质的食物。当餐禁食蔬菜
食物选择	可用的食物：切片面包、大米粥、红枣粥、藕粉、馒头、果酱、糖包、酱菜
	忌用的食物：鱼、肉、蛋、奶、禽、豆类及豆制品、含油的食品、含脂肪的点心、蔬菜、水果

二、钡剂灌肠试验膳食

膳食特点	减少膳食纤维和脂肪的摄入量，减少肠道内食物残渣，为结肠 X 线检查做肠道准备
适用对象	减少肠道残留的食物残渣，用于检查肠道疾病
膳食原则	在钡灌肠前一天（或两天）食用少油、少渣半流食 饮食中避免用牛奶、蔬菜、水果、肉类和油煎炸食物 每天超过 2L 的清洁饮料，特别是在进行试验前一晚，18：00 左右使用渗透性泻药（如枸橼酸镁），20：00 使用一种接触性泻药 在钡灌肠的当天早餐食用清流食
食物选择	为减少食物中纤维素及脂肪含量，检查前一天早、午餐可吃馒头、面包、面条、稀饭、糖果汁、藕粉、豆腐、酱豆腐、果酱；晚餐不进食，可喝糖水、果汁水、冲杏仁霜、藕粉、米粉食用，吃些巧克力等；禁食蔬菜、土豆、肉类、蛋类、牛奶、含油脂多的食品。检查当天早晨禁食

三、隐血试验膳食

膳食特点	本膳食辅助诊断是否存在消化道隐性出血，试验期 3 天，留存患者粪便检查。粪便中混有少量陈旧血迹时，常不易被肉眼所见，或显微镜也不能检出，称为隐血，多由上消化道出血所致。上消化道出血时，粪便色泽常为柏油黑色，隐血试验阳性；按出血量多少，结果由弱阳性到强阳性
适用对象	各种原因引起的消化道出血，胃癌，疑有消化性溃疡出血，伤寒症肠出血，原因不明的贫血患者
膳食原则	按患者病情需要给隐血试验膳食，如半流质、软饭、普食等 试验期间忌食含铁血红素的鱼、虾、肉、禽类食物、含铁质丰富的蔬菜、水果及药物 在试验膳食前，应向患者说明膳食目的和要求，以取得患者理解与合作
食物选择	可用食物有牛奶、鸡蛋清、去皮土豆、花菜、白萝卜、冬瓜、豆制品、去皮藕、粉丝、芋艿、山药、胡萝卜、大白菜、黄豆芽、米、面、馒头等 禁食各种动物血、肉类、蛋黄、绿叶蔬菜、含铁丰富的食物及药物。以上食物可与胃肠道出血所含的铁质对试剂联苯胺起相似的变化，也呈绿色或深蓝色反应。容易产生假阳性反应，影响结果的准确性，故须禁忌

四、葡萄糖耐量试验膳食

膳食特点	通过进食限量的碳水化合物，并测定空腹和餐后血糖来观察糖代谢的变化，以诊断糖尿病和糖代谢异常
适用对象	疑有糖尿病者；血糖受损者；糖耐量异常患者
膳食原则	试验前 3 天每天进食碳水化合物量不少于 150g。试验前 1 天晚餐后禁食试验日应卧床休息，清晨测空腹血糖，然后取无水葡萄糖 75g，溶于300ml 水中，或用 100g 面粉制成的馒头，嘱患者 3~5 分钟服下。服用后30、60、120 分钟各抽一次血，做血糖定量测定。同时留尿标本做尿糖定性测定
食物选择	忌用淀粉和添加糖丰富的食物，如薯类、水果、粉丝、蜂蜜、含糖酸奶等

五、甲状腺碘试验膳食

膳食特点	通过控制食物中碘的摄入量、辅助放射性核素甲状腺功能检查。试验期 2周，忌食含碘食物，以及其他影响甲状腺功能的药物和食物，使体内避免过多地贮存碘
适用对象	甲状腺功能检查者
膳食原则	试验期间忌食各种海产动植物食物，如海鱼、海虾、虾米、海虾仁、虾皮、海蜇、海带、发菜、紫菜、海参等 凡烹调海产品食物的锅勺等用具均不能做免碘膳食。试验期间不用加碘食盐 凡吃过海蜇、海带、紫菜、淡菜等海味要停吃 2 个月才能做此检查。凡吃过海蛏、梭子蟹、毛蚶、干贝等海味要停吃 2 周才能做此试验。凡吃过带鱼、黄鱼、鲳鱼、乌贼鱼、虾皮等海味要停吃 1 周才能做此试验
食物选择	米、面等谷类食物；山芋、土豆等薯类；各种水果、豆类及豆制品；各种蔬菜；河鱼、河虾、肉、禽、蛋、奶及奶制品

六、纤维肠镜试验膳食

膳食特点	通过调整膳食减少膳食纤维和脂肪的摄入量，给患者进食少渣和无渣的饮食，以减少粪便量为肠镜检查做肠道准备
适用对象	便血原因不明、疑有肠道肿瘤、结肠术后复查、结肠息肉等原因需做肠镜检查的患者

膳食原则	检查前 3 天进少渣的软食和半流质；检查前 1 天，进食低脂肪低蛋白的全流质膳食 检查前 6~8 小时禁食，检查后 2 小时，待麻醉作用消失后，方可进食，当日宜进少渣半流质，若行活检者，最好在检查 2 小时后进食温牛奶，以后改为少渣半流质膳食 1~2 天
食物选择	可用食物：大米粥、烂面条、清蒸鱼、粉丝、粉皮、嫩豆腐、鱼丸、鸡蛋羹、藕粉等 忌用食物：含纤维多的蔬菜、水果、豆类，油煎炸的大块肉类及坚硬的不易消化的食物；辛辣、糖醋等刺激性食物

七、结肠造影试验膳食

膳食特点	减少膳食纤维和脂肪的摄入量，减少肠道内食物残渣，为结肠 X 线检查做肠道准备
适用对象	因各种原因需要做结肠造影检查的患者
膳食原则	检查前 1~2 天，进食少油少渣半流质。免用蔬菜、水果、肉禽等食物 用清蒸和烧煮的烹调方法，不用油煎炸的食物 检查当天早餐禁食
食物选择	可用食物：清蒸鱼、白米粥、蒸豆腐、蛋花汤、细挂面、藕粉、果子水、米汤 忌用食物：牛奶、豆浆、土豆等有渣及一切产气食物

八、内生肌酐试验膳食

膳食特点	通过控制外源性肌酐的摄入，观察机体对内生肌酐的清除能力。试验期为 3 天，前 2 天是准备期，最后 1 天为试验期，试验期间均摄无肌酐膳食
适用对象	肾盂肾炎、肾小球肾炎、尿毒症、重症肌无力等各种疾病伴有肾功能损害者
膳食原则	低蛋白膳食 3 天，全日蛋白质供给量少于 40g 试验期间的主食量不宜超过 350g/d 蔬菜、水果、淀粉、藕粉及植物油等可按需给予，若有饥饿感可添加藕粉、水果等 试验当日忌饮茶和咖啡，停用利尿剂，并避免剧烈运动

续　表

食物选择	可用的食物：米、面等淀粉制品；牛奶、蛋或豆制品；各种蔬菜、水果 禁用的食物：牛、羊、猪肉、鱼、虾、鸡、鸭禽类等食物。规定数量外 的豆制品、奶制品、蛋类

九、氮平衡试验膳食

膳食特点	计算膳食摄入和营养补充的蛋白质和排出的氮量观察患者体内的蛋白质 营养状况
适用对象	需要评定蛋白质营养状况的患者
膳食原则	试验期一般 5~7 天，采用称重膳食，要精确计算膳食中每日蛋白质及能 量，每天进食量要固定，摄入的食物应称重计算 若患者从静脉或其他途径摄入的含氮营养物也应计算在内 用测定尿尿素氮的方法，来计算氮的排出，可采用以下简要公式：氮平衡 （g/d）＝蛋白质摄入量（g/d）/6.25−［尿尿素氮（g/d）＋3.5g］

十、钾钠定量试验膳食

膳食特点	代谢期共 10 天，前 3~5 天为适应期，后 5~7 天为试验期。以辅助诊断醛 固酮增多症
适用对象	诊断醛固酮增多症者
膳食原则	实验膳食中每日供给钾 1950mg，钠 3450mg 在计划食谱时，应先选用含钾高的食物，并进行计算，然后再计算钠的 含量，钠的不足部分可以用食盐来补充 用蒸馏水烹制食物，严格称重，并密切观察患者进餐情况 应照顾患者饮食习惯，以保证每餐能吃完，使之能够达到预期的要求
食物选择	可用的食物：豆、藕、白菜、黄瓜、番茄、茄子、荷兰豆、土豆、鸡肉、 瘦肉、草鱼、鲳鱼、兔肉等 禁用的食物：加碱和含发酵粉制作的面食、盐腌食物

十一、低钙、正常磷代谢试验膳食

膳食特点	调整饮食中的钙磷含量，观察甲状旁腺功能。代谢期为 5 天，为称重膳 食，前 3 天为适应期，后 2 天作为代谢期。收集试验前及代谢期最后 24 小时的尿液，测定尿钙排出量

适用对象	检测甲状旁腺功能者，观察肾小管重吸收功能者
膳食原则	代谢期膳食中每日钙供给量应小于 150mg，磷为 600~800mg
	宜选食含低钙高磷的食物
	试验期间，蛋白质、脂肪、总能量应固定。患者有饥饿感时，可添加纯碳水化合物食物，并可适量增加脂肪
食物选择	可用的食物：米、面粉、鸡蛋、番茄、莴苣、粉皮、粉丝、黄瓜、土豆、凉粉等
	禁用的食物：牛奶、豆类、小虾皮、芝麻酱等，食盐称重使用，避免用酱油，须禁饮茶

十二、低蛋白、正常钙磷代谢试验膳食

膳食特点	试验期为 5 天，前 3 天为适应期，后 2 天为试验期，为一种严格的称重代谢膳食
适用对象	检测甲状旁腺功能者、测定肾小管重吸收磷的功能者、测定血与尿中肌酐及磷含量者
膳食原则	除按代谢膳食规定配制及烹调外，每日供给蛋白质小于 40g
	避免食用肉类蛋白：在蛋白质限量范围内，宜补充适量鸡蛋与牛乳等优质蛋白质
	注意充足摄入非氮能量以保证能量的充足供给。若进食少可以添加高碳水化合物的配方
	每日膳食中钙 600~800mg，磷为 600~800mg
食物选择	可用的食物：精白米、精白面粉及其制品，含钙高的蔬菜如油菜、芹菜、小白菜等，限量范围内的牛奶、蛋及豆制品
	禁用的食物：瘦肉、动物内脏、鱼、虾、禽等动物性食品

第 六 章

营养支持疗法

营养支持疗法是指经口（ONS）、肠内（EN）或肠外（PN）途径为患者提供营养素，对营养失衡及代谢性疾病进行营养干预，以便调节代谢、改善营养状态。

第一节　营养支持疗法的内容与目的

一、营养支持疗法的内容

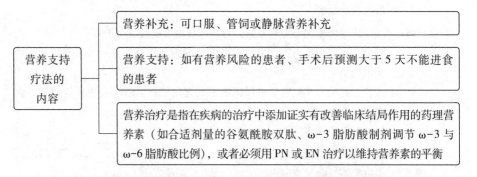

营养补充：可口服、管饲或静脉营养补充

营养支持：如有营养风险的患者、手术后预测大于 5 天不能进食的患者

营养治疗是指在疾病的治疗中添加证实有改善临床结局作用的药理营养素（如合适剂量的谷氨酰胺双肽、ω-3 脂肪酸制剂调节 ω-3 与 ω-6 脂肪酸比例），或者必须用 PN 或 EN 治疗以维持营养素的平衡

二、营养支持疗法的目的

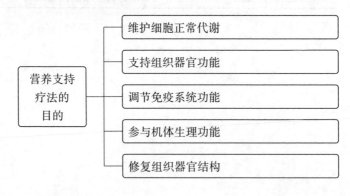

维护细胞正常代谢

支持组织器官功能

调节免疫系统功能

参与机体生理功能

修复组织器官结构

第二节　营养风险筛查与营养评估

一、NRS-2002 营养风险筛查

营养风险（NRS）是指现存的或潜在的与营养因素相关的导致患者出现不利临床结局的风险，营养风险与临床结局密切相关（表6-1）。

表 6-1　营养风险筛查表（NRS-2002 评分方法）

	营养不良状况		疾病严重程度 （营养需求增加程度）
0分	营养状况正常	0分	营养需求正常
1分 轻度	3个月内体重丢失>5%或前1周饮食正常需求的50%~75%	1分	慢性疾病急性加重、慢性疾病发生骨折、肿瘤、糖尿病、肝硬化、血液透析、慢性阻塞性肺疾病（COPD）患者
2分 中度	2个月内体重丢失>5%或体质指数（BMI）18.5~20.5+一般状况差或前1周饮食正常需求的25%~60%	2分	比较大的腹部手术、脑卒中、严重肺炎、恶性血液肿瘤
3分 重度	1个月内体重丢失>5%或BMI<18.5+一般状况差或前1周饮食正常需求的0~25%	3分	脑损伤、骨髓移植、ICU患者（APACHE>10）
	总分＝营养状态评分+疾病严重程度评分+年龄评分（年龄>70岁评1分）		

注：评分≥3分，被认为有营养风险存在，低于3分，1周后再做一次营养风险筛查

二、主观整体评估（SGA）

1. 用途

主观整体评估（SGA）由加拿大多伦多大学 Baker 及 Detsky AS 等发明，是美国肠外肠内营养学会（ASPEN）推荐的临床营养状况评估工具，也是目前临床营养评估的金标准。其特点是以详细的病史与临床检查为基础，省略

人体测量和生化检查。

2. 操作步骤（表6-2）

表6-2　SGA 评价内容

指标	A 级	B 级	C 级
近期（2周）体重改变	无/升高	减少<5%	减少>5%
饮食改变	无	减少	不进食，低能量流质
胃肠道症状	无，食欲不减	轻微恶心、呕吐	严重恶心（持续2周计）、呕吐
活动能力改变	无，减退	能下床活动	卧床
应激反应	无，低度	中度	高度
肌肉消耗	无	轻度	重度
三头肌皮褶厚度	正常	轻度减少	重度减少
踝部水肿	无	轻度	重度

注：上述8项中，至少5项属于C或B级者，可分别定为重度或中度营养不良

三、微型营养评估（MNA）

1. 用途

微型营养评估内容包括人体测量、整体评估、膳食问卷及主观评估等。各项评分相加即得 MNA 总分。

2. 操作步骤（微型营养评估问卷）

微型营养评估问卷

①姓名_____　　性别_____　　出生年月_____

②家庭地址_____

③原有疾病_____

④体重（kg）_____　身高（m）_____　血压（mmHg）_____

（1）筛选（按不同程度给予量化评分）

1）既往3个月内是否由于食欲下降、消化问题、咀嚼或吞咽困难而摄食减少？

0=食欲完全丧失　　　1=食欲中等度下降　　　2=食欲正常

2）既往3个月内体重下降

0=大于3kg　　　　1=不知道　　　2=1~3kg　　　3=无体重下降

3）活动能力

0=需卧床或长期坐着　　1=能不依赖床或椅子，但不能外出　　2=能独立外出

4）既往 3 个月内有无重大心理变化或急性疾病？

0=有　　　　　　　1=无

5）神经心理问题

0=严重智力减退或抑郁　　　　1=轻度智力减退　　　　2=无问题

6）BMI

0=小于 18.5　　　1=18.5~23.9　　　2=24~28　　　3=≥28

筛选总分（14）：≥12 正常，不需要以下评估

　　　　　　　　≤11 可能营养不良，继续以下评估

（2）评估

7）独立生活（无护理或不住院)？

0=否　　　　　　1=是

8）每日应用处方药超过 3 种？

0=是　　　　　　1=否

9）压疮或皮肤溃疡？

0=是　　　　　　1=否

10）每日几次完成全部饮食？

0=1 餐　　　　1=2 餐　　　　2=3 餐

11）蛋白质摄入情况

每日至少 1 份奶制品？　　　　是　　　　否

每周 2 份以上蔬果或蛋？　　　是　　　　否

每日肉、鱼或家禽？　　　　　是　　　　否

0=0 或 1 个"是"　　0.5=2 个"是"　　1.0=3 个"是"

12）每日 2 份以上水果或蔬菜？

0=否　　　　　　1=是

13）每日饮水量（水、果汁、咖啡、茶、奶等）

0=小于 3 杯　　0.5=3~5 杯　　1.0=大于 5 杯

14）喂养方式

0=无法独立进食　　1=独立进食稍有困难　　2=完全独立进食

15）自我评定营养状况

0=营养不良　　1=不能确定　　2=营养良好

16）与同龄人相比，你如何评估自己的健康状况？

0=不太好　　0.5=不知道　　1.0=好　　2.0=较好

17）上臂围（cm）

0=小于 21　　0.5=21~22　　1.0=≥22

18）腓肠肌围（cm）

0 = 小于 31　　1 = ≥31

评估总分（16）：

筛选总分：

总分（30）：17~23.5，有营养不良危险；<17，营养不良。

　　MNA 分级标准：总分≥24 表示营养状况良好；总分 17~24 为存在营养不良的危险；总分<17 明确为营养不良。

四、患者主观整体评估评分标准（PG-SGA）

　　患者主观整体评估（PG-SGA）由美国 Ottery FD 于 1994 年提出，是专门为肿瘤患者设计的肿瘤特异性营养评估工具，是 ADA 推荐用于肿瘤患者营养评估的首选方法。

　　体重丢失包括亚急性和急性两种情况。亚急性是指过去 1 个月体重丢失情况，只有在不能获得 1 个月体重丢失的情况下需要包括过去 6 个月体重丢失的情况。急性：指过去 2 周的体重丢失，在亚急性的基础上增加 1 分。如过去 2 周体重不变或增加不计分（表6-3）。

表6-3　体重丢失评分

1 个月体重丢失情况（%）	评分	6 个月体重丢失情况（%）
≥10	4	≥20
5~9.9	3	10~19.9
3~4.9	2	6~9.9
2~2.9	1	2~5.9
0~1.9	0	0~1.9

评分=急性+亚急性=　　　分

　　以下病情情况每项计 1 分（表6-4）。

表6-4　疾病状态评分

分类	计分
癌症	1
出现压疮、开放伤口或瘘	1

续　表

分类	计分
艾滋病（AIDS）	1
存在创伤	1
肺源性或心源性恶病质	1
年龄在 65 岁以上	1

代谢应激评分是评估各种已知可增加蛋白质和能量需求的因素：如一患者体温>38.8℃（3 分），长期使用泼尼松 10mg/d（2 分），这部分的评分为 5 分（表 6-5）。

体格检查是对身体组成的 3 个方面主观评估：脂肪、肌肉和液体状态（表 6-6）。

PG-SGA 总体评估分级见表 6-7、表 6-8。

表 6-5　代谢应激评分

应激因素	没有（0 分）	轻度（1 分）	中度（2 分）	高度（3 分）
发热	没有发热	37.2℃≤T<38.3℃	38.3℃≤T<38.8℃	T≥38.8℃
发热持续时间	没有发热	<72 小时	72 小时	>72 小时
使用激素	没有使用激素	低剂量 泼尼松<10mg/d	中剂量 10mg/d≤泼尼松<30mg/d	大剂量 泼尼松≥30mg/d

计分：_____

表 6-6　体格检查部分评分

脂肪储存				
颊部脂肪垫	0	1+	2+	3+
三头肌皮褶厚度	0	1+	2+	3+
下肋脂肪厚度	0	1+	2+	3+
总体脂肪缺乏程度	0	1+	2+	3+

续　表

肌肉情况				
颞部（颞肌）	0	1+	2+	3+
锁骨部位（胸部三角肌）	0	1+	2+	3+
肩部（三角肌）	0	1+	2+	3+
骨间肌肉	0	1+	2+	3+
肩胛部(背阔肌、斜方肌、三角肌)	0	1+	2+	3+
股（四头肌）	0	1+	2+	3+
总体肌肉评分	0	1+	2+	3+
水分情况				
踝水肿	0	1+	2+	3+
胫骨水肿	0	1+	2+	3+
腹水	0	1+	2+	3+
总体水评分	0	1+	2+	3+
没有异常	0 分			
轻度异常	1 分			
中度异常	2 分			
严重异常	3 分			

计分：_____

表 6-7　PG-SGA 定性评价

类别	A 级 营养良好	B 级 可疑营养不良或中度营养不良	C 级 重度营养不良
体重	没有体重丢失或水潴留	a. 1 个月体重丢失不超过 5%（或 6 个月丢失不超过 10%） b. 体重不稳定，不增加（如持续丢失）	a. 1 个月体重丢失>5%（或 6 个月丢失>10%） b. 体重不稳定，不增加(如持续丢失)
营养摄入	没有障碍或近期明显改善	摄入减少	摄入严重减少

续　表

类别	A 级 营养良好	B 级 可疑营养不良或中度营养不良	C 级 重度营养不良
影响营养的症状	没有或近期明显改善	有影响营养的症状存在	有影响营养的症状存在
功能	没有障碍或近期明显改善	中度功能障碍或近期功能恶化	严重功能障碍或近期功能明显恶化
体格检查	没有损害或有慢性损害但近期明显改善	有轻度到中度脂肪和（或）肌肉组织丢失和（或）肌肉张力下降	有明显的营养不良症状（机体组织严重丢失，可能有水肿）

总体 PG-SGA 评估（A、B 或 C 级）_____

表 6-8　PG-SGA 定性评价与定量评价的关系

等级	定性评价	定量评价
PG-SGA A	营养良好	0~1 分
PG-SGA B	可疑或中度营养不良	2~8 分
PG-SGA C	重度营养不良	≥9 分

营养分类建议：

0~1 分，营养良好：目前不需营养支持，在未来治疗中常规再评估

2~3 分，可疑营养不良：营养师、护士或其他医护人员依据症状调查与实验室检查，对患者及家属进行药物治疗指导

4~8 分，中度营养不良：需要营养师进行营养支持，根据症状调查表与护士或医师联系

≥9 分，重度营养不良：急切地需要改善不适症状和（或）营养支持治疗

医师签名：_____　　其他：_____　　日期：_____

第三节　人体测量与评估

　　人体测量是患者营养状况评估这一有机整体中的重要组成部分，是一种静态的营养评估方法，主要包括对身高、体重、三头肌皮褶厚度等指标

的测定，从而客观地反映机体情况。人体测量是营养评估中最常用的方法之一，以其作为了解营养状况的措施有许多优点，但也有局限性，因为此法灵敏度较低，在短时间内不能看出营养状态的失调，也不能肯定或确定属于哪一种营养素缺乏。疾病、遗传、昼夜差别等非营养性因素可以干扰测量的灵敏度。

一、身高测量与评估

1. 直接测量法

（1）3 岁以下儿童：为 3 岁以下儿童量身高时，要使用卧式量板（或量床）。

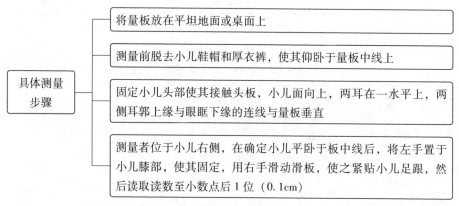

具体测量步骤
- 将量板放在平坦地面或桌面上
- 测量前脱去小儿鞋帽和厚衣裤，使其仰卧于量板中线上
- 固定小儿头部使其接触头板，小儿面向上，两耳在一水平上，两侧耳郭上缘与眼眶下缘的连线与量板垂直
- 测量者位于小儿右侧，在确定小儿平卧于板中线后，将左手置于小儿膝部，使其固定，用右手滑动滑板，使之紧贴小儿足跟，然后读取读数至小数点后 1 位（0.1cm）

（2）3 岁以上可站立者

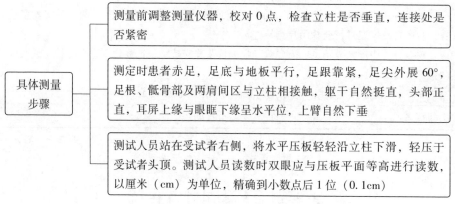

具体测量步骤
- 测量前调整测量仪器，校对 0 点，检查立柱是否垂直，连接处是否紧密
- 测定时患者赤足，足底与地板平行，足跟靠紧，足尖外展 60°，足根、骶骨部及两肩间区与立柱相接触，躯干自然挺直，头部正直，耳屏上缘与眼眶下缘呈水平位，上臂自然下垂
- 测试人员站在受试者右侧，将水平压板轻轻沿立柱下滑，轻压于受试者头顶。测试人员读数时双眼应与压板平面等高进行读数，以厘米（cm）为单位，精确到小数点后 1 位（0.1cm）

2. 间接测量法

适用于不能站立者，临床有许多危重患者，如昏迷、类风湿关节炎等疾患。

上臂距：上臂向外侧伸出与身体呈 90°角，测量一侧至另一侧最长指间距离。因上臂距与成熟期身高有关，年龄对上臂影响较少，可作个体因年龄身高变化的评估指标

身体各部累积长度：用软尺测定腿、足跟、骨盆、脊柱和头颅的长度，各部分长度之和为身高估计值

膝高：屈膝 90°，测量从足跟底至膝部大腿表面的距离，用下述公式计算出身高

间接测量法

国外参考公式：
男性身高（cm）= 64.19 -［0.04×年龄（岁）］÷［2.02×膝高(cm)］
女性身高（cm）= 84.88 -［0.24×年龄（岁）］÷［1.83×膝高（cm）］

国内推荐公式：
男性身高（cm）= 62.59 -［0.01×年龄（岁）］÷［2.09×膝高(cm)］
女性身高（cm）= 69.28 -［0.02×年龄（岁）］÷［1.50×膝高（cm）］

二、体重测量与评估

体重即人体的重量，常用以反映营养和健康状况的形态指标。影响体重的因素较多，如季节、疾病、进食，1 天之内体重也会随进食，大小便和出汗等有变化。

1. 测量方法

被测者清晨空腹，排空大小便，穿单衣裤立于体重计中心，读数，以千克（kg）为单位。

2. 评估方法

体重在人的发育期变化很大，故在进行个人评估时比较困难；对集体进行评估时，可与本国不同年龄测定的平均值比较。体重评估可按以下方法进行。

（1）标准体重

标准体重

> **标准体重：** 标准体重也称为理想体重，有人将身高和体重列成表格，以受检者身高与体重查找出相应标准体重，并以实际测量体重与之比较。为了方便起见，国外常用 Broca 公式计算标准体重，即标准体重（kg）= 身高（cm）−100

> **评估标准：** 实测体重占标准体重百分数±10%，为营养正常；超过标准体重 10%~20%，为过重；>20%，为肥胖；低于标准体重 10%~20%，为瘦弱；<20%为严重瘦弱

> 我国常用标准体重多用 Broca 改良公式，即标准体重（kg）：身高（cm）−105，也有用平田公式，即标准体重（kg）= ［身高（cm）−100］×0.9

> **评估标准：** 仍采用以上的标准。但这些公式与我国的实际情况多有不符，故有必要制订符合我国实际情况的标准体重计算公式

（2）体重比：包括实际体重与标准体重比、实际体重与平时体重比，前者反映肌蛋白消耗的情况，后者则提示能量营养状况。

1）实际体重与标准体重

实际体重与标准体重比

> 实际体重与标准体重比（%）=（实际体重−标准体重）÷标准体重×100%

> **评估标准：** 相当于标准体重±10%为营养正常；超过 10%~20%为超重，>20%为肥胖；低于 10%~20%为瘦弱，低于 20%为严重瘦弱

2）实际体重与平时体重

实际体重与平时体重比

> 实际体重与平时体重比（%）= 实际体重÷平时体重×100%

> **评估标准：** 实际体重为平时体重 85%~95%为轻度营养不良，75%~85%为中度营养不良，<75%为严重能量营养不良

3）相当于理想体重百分比

相当于理想体重百分比

> 相当于理想体重百分比（%）= 实际体重÷标准体重×100%

> **评估标准：** >90%为无营养不良，80%~90%为轻度营养不良，60%~80%中度营养不良，<60%为严重营养不良；>200%为病态肥胖，>150%为肥胖，>120%为超重。此项指标主要反映体内肌蛋白消耗的情况

（3）体重丢失率

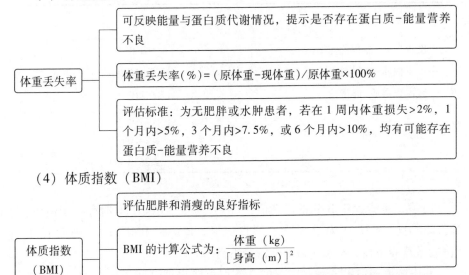

体重丢失率
- 可反映能量与蛋白质代谢情况，提示是否存在蛋白质-能量营养不良
- 体重丢失率(%)=(原体重-现体重)/原体重×100%
- 评估标准：为无肥胖或水肿患者，若在1周内体重损失>2%，1个月内>5%，3个月内>7.5%，或6个月内>10%，均有可能存在蛋白质-能量营养不良

（4）体质指数（BMI）

体质指数（BMI）
- 评估肥胖和消瘦的良好指标
- BMI的计算公式为：$\dfrac{体重（kg）}{[身高（m）]^2}$
- 评估标准：有多种，除世界各国广泛采用的WHO成人标准外，还有针对亚太地区人群的亚洲成人标准，以及我国发布的标准。其中第二种标准很少有人采用，因此在此不做介绍

1）WHO成人标准（表6-9）：BMI在18.5~24.9时为正常。

表6-9　WHO成人BMI评定标准

等级	BMI
营养不良	<18.5
正常	18.5~24.9
肥胖前状态	25.0~29.9
一级肥胖	30.0~34.9
二级肥胖	35.0~39.9
三级肥胖	≥40.0

2）国内标准：针对亚洲人群的体质特点，2002年国际生命科学学会中国办事处中国肥胖问题工作组提出了18岁以上中国成人BMI标准，即BMI在18.5~23.9时为正常，具体标准见表6-10。

表 6-10　我国成人 BMI 判定标准

等级	BMI 值
重度蛋白质-能量营养不良	<16.0
中度蛋白质-能量营养不良	16.0~16.9
轻度蛋白质-能量营养	17.0~18.4
正常	18.5~23.9
超重	≥24.0
肥胖	≥28.0

18 岁以下青少年 BMI 的参考值：11~13 岁：BMI<15.0 时存在蛋白质-能量营养不良，<13.0 为重度营养不良；14~17 岁：BMI<16.5 时存在蛋白质-能量营养不良，<14.5 为重度营养不良。

利用体重评估患者营养状况时，不仅仅要根据这些指标的计算结果进行判断，还要将此次计算值与以前的相比较，才能获得患者真实的营养状况及变化趋势。另外，判断体重指标时应注意到，由于某些疾病、症状或治疗的影响，如脱水、腹水、水肿、巨大肿瘤、利尿剂的使用等，实际测得的患者体重可能并非其真实体重，由此做出的营养状况评估、制订的营养治疗方案可能是不正确的。此时，应该结合其他检查（如实验室检查、功能测试等）综合判断患者营养状况。根据人体组成的测定或穿刺抽出的腹水量也可以估算患者的实际体重。

三、围度测量与评估

1. 头围

头围对于评估儿童特别是 3 岁以下儿童的营养状况有很大意义。

头围

测量方法：测量者立于被测者的前方或右方，用拇指将软尺零点固定头部右侧齐眉弓上缘处，软尺从头部右侧经过枕骨粗隆最高处回到零点，读到 0.1cm（cm），测量时软尺应紧贴皮肤，左右对称

评估方法：头围出生时平均值为 34cm，1 岁时平均为 46cm，2 岁达 48cm，5 岁为 50cm，15 岁时接近成人头围为 54~58cm。如果出生时头围小于 32cm，3 岁后头围为 42~45cm 时，称为小头畸形，大脑发育不全时头围偏小，头围过大应注意有无脑积水，小儿囟门关闭时间为 1~1.5 岁

2. 胸围

胸围	测量方法：被测者应站立，自然呼吸，测量者用软皮尺沿肩胛骨下角，向胸廓两侧围一圈，前面沿乳头下缘，然后读数。女孩青春发育期后乳房隆起，此时应以胸骨中线第 4 肋间高度为界线，从此处向后沿肩胛骨下缘围绕一圈为胸围。测量时皮尺不能拉得太紧，只需轻轻接触皮肤即可
	评估方法：Pignete 指数＝身长（cm）−[胸围（cm）+体重（kg）] 将成年男女的测量值代人上述公式，计算后与标准值比较，即可评估成年男女的营养状况。中国 Pignete 指数：19 岁男性为 28.4，女性为 26.2；20 岁男性为 27.2，女性为 25.1；21 岁男性为 26.6，女性为 24.7

3. 上臂围

上臂围本身可反映营养状况，它与体重密切相关。上臂围包括皮下脂肪在内，也可反映能量摄取情况。另外，还可根据上臂围计算上臂肌围和上臂肌面积。这些指标可反映肌蛋白消耗程度，是快速而简便的评估指标。

上臂围	测量方法：测量时左臂自然下垂，用软皮尺先测出上臂中点位置，然后测上臂中点周长
	评估方法：我国男性上臂围平均为 27.5cm。测量值>标准值 90% 为营养正常，80%~90% 为轻度营养不良，60%~80% 为中度营养不良，<60% 严重营养不良。我国北方地区成人上臂围正常值（表 6-11）。国外资料美国男性为 29.3cm，女性为 28.5cm；日本男性为 27.4cm，女性为 25.8cm；以日本数据与我国较为接近。上臂围可反映肌蛋白贮存和消耗程度，是快速而简便的评估指标，也能反映能量代谢情况

表 6-11 我国北方地区成人上臂围（cm）正常值

年龄（岁）	例数		正常值（x±s）		变异系数	
	男	女	男	女	男	女
18~25	1902	1330	25.9±2.09	24.5±2.08	0.08	0.08
26~45	1676	1079	27.1±2.51	25.6±2.63	0.09	0.10
46~	674	694	26.4±3.05	25.6±3.32	0.12	0.13

4. 上臂肌围（MAMC）

	可根据上臂围和三头肌皮褶厚度计算。公式：MAMC（cm）= MAC（cm）- 3.14 × TSF（cm），或 MAC（cm）-［0.314 × TSF（mm）］
上臂肌围	评估标准：我国男性上臂肌围平均为 25.3cm，女性为 23.2cm。测量值>标准值 90% 为营养正常，80%～90% 为轻度肌蛋白消耗，60%～80% 为中度肌蛋白消耗，<60% 为严重肌蛋白消耗
	国外资料是美国男性为 25.3cm，女性为 23.2cm；日本男性为 24.8cm，女性为 21.0cm
	此指标可较好地反映蛋白质含量变化，与血清清蛋白含量密切相关，当血清清蛋白<28g/L 时，87%患者臂肌围缩小，故能较好地反映体内蛋白质贮存情况，也可用作患者营养状况好转或恶化的指标

5. 腰围

腰围是反映脂肪总量和脂肪分布的综合指标，也是临床上估计患者腹部脂肪是否过多的最简单和实用的指标。不仅可用于对肥胖的最初评估，在治疗过程中也是良好参考指标。测量腰围时应使用无伸缩性材料制成的卷尺，刻度需读至 0.1cm。

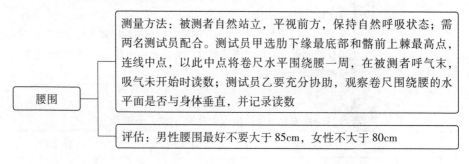

	测量方法：被测者自然站立，平视前方，保持自然呼吸状态；需两名测试员配合。测试员甲选肋下缘最底部和髂前上棘最高点，连线中点，以此中点将卷尺水平围绕腰一周，在被测者呼气末，吸气末开始时读数；测试员乙要充分协助，观察卷尺围绕腰的水平面是否与身体垂直，并记录读数
腰围	评估：男性腰围最好不要大于 85cm，女性不大于 80cm

6. 臀围

臀围是臀部向后最突出部位的水平围度。使用无伸缩性材料制成的卷尺，刻度需读至 0.1cm。

臀围 ┤

测量方法：被测者自然站立，臀部放松，平视前方。要两名测试员配合。测试员甲将卷尺置于臀部向后最突出部位，以水平围绕臀一周测量，测试员乙要充分协助，观察卷尺围绕臀部的水平面是否与身体垂直，并记录读数

腰臀比测量的意义在于评估身体脂肪的分布，进而可以预测被测者是否有患心脑血管疾病和糖尿病的危险。脂肪堆积在腰腹部比堆积在股部和臀部对身体的危害要大得多。腰腹部肥胖很容易导致糖尿病、高血压、冠心病、卒中和高脂血症等疾病的发生。腰臀比的理想比值：男性为 0.85~0.90，女性为 0.75~0.80

四、皮褶厚度测量与评估

1. 三头肌皮褶厚度（TSF）及肩胛下部皮褶厚度

（1）测量方法

测量方法 ┤

在左上臂背侧中点，即肩峰至尺骨鹰嘴处的中点上约 2cm 处。测量者立于被测者后方，使被测者上肢自然下垂，测定者以左手拇指将皮肤连同皮下组织捏起，然后从拇指下测量 1cm 左右处皮褶厚度，应注意皮褶厚度计与上臂垂直。如患者为卧床，则将右前臂舒适地横置在胸部

肩胛下部皮褶厚度：位于左肩胛下角下方 2cm 处。肩和腕不要用力，上肢自然下垂，用左手拇指及示指将肩胛下角皮肤连同皮下组织捏起呈皮褶，与水平呈 45°角测量

腹部皮褶厚度：用左手拇指及示指将距脐左方 1cm 处皮肤连同皮下组织与正中线平行捏起呈皮褶，不要用力加压，在距拇指约 1cm 处皮肤皱褶根部，用皮褶厚度计测量

（2）评估

评估 ┤

三头肌皮褶厚度是最常用的评估脂肪贮备及消耗良好指标。所测数据可和同年龄的正常值相比较（表 6-12）

我国目前尚无群体调查理想值，但可作为患者治疗前后对比参考值

常参考值：美国男性为 12.5mm，女性为 16.5mm；日本男性为 8.3mm，女性为 15.3mm

表6-12　三头肌皮褶厚度评估理想值表

年龄	10%~		20%~		30%~		40%~		50%~		60%~		70%~		80%~		90%~	
	男	女	男	女	男	女	男	女	男	女	男	女	男	女	男	女	男	女
10	5.5	7.0	6.5	8.6	7.7	9.7	8.8	10.8	10.0	12.0	11.7	14.0	13.7	16.0	15.1	18.0	19.0	21.5
11	6.5	7.5	7.4	8.6	8.3	9.7	9.1	10.8	10.0	12.0	12.0	14.4	14.0	16.6	16.0	18.8	21.0	24.5
12	6.0	7.5	7.6	9.6	8.7	10.7	9.8	11.8	11.0	13.0	13.3	15.0	15.6	17.0	17.8	19.0	22.5	22.5
13	5.5	8.0	6.6	9.7	7.7	11.1	8.8	12.6	10.0	14.0	12.3	16.6	14.6	19.1	16.8	21.7	21.5	26.5
14	5.5	9.0	6.6	10.7	7.7	12.1	8.8	13.6	10.0	15.0	12.0	17.0	14.0	19.0	16.0	21.0	20.5	25.0
15	5.0	9.5	6.4	11.7	7.3	13.1	8.1	14.6	9.0	16.0	11.8	18.3	14.7	20.6	17.6	22.8	22.5	27.0
16	4.5	9.0	5.6	10.7	6.7	12.1	7.8	13.6	9.0	15.0	12.1	17.3	15.3	19.6	18.4	21.8	23.5	25.0
17	4.5	10.5	5.4	12.6	6.3	13.7	7.1	14.8	8.0	16.0	9.7	18.3	11.4	21.7	18.1	24.6	17.0	28.5
21	4.5	10.5	7.1	14.1	7.1	14.1	8.6	15.6	10.0	17.0	12.3	19.3	14.6	21.6	16.8	23.8	21.5	28.0
30	5.0	10.5	6.7	13.0	8.1	15.0	9.6	17.0	11.0	19.0	13.8	21.8	14.6	24.7	19.6	27.6	24.5	31.5
40	5.0	12.0	6.8	15.1	8.6	17.4	10.3	19.7	12.0	22.0	14.8	24.8	16.7	27.7	20.6	30.6	25.0	35.5

（3）评估标准：40 岁以上正常人可与理想皮褶厚度比较，此值男性为 12.5mm，女性为 16.5mm；测量值>标准值 90% 为营养正常，80%～90% 为轻度体脂消耗，60%～80% 为中度体脂消耗，<60% 为严重体脂消耗，若<5mm 表示无脂肪可测，体脂肪消耗殆尽。如果测得数值超过于标准值 120% 以上，则为肥胖。

2. 其他

总体脂肪采用多处皮褶厚度和体密度方程式计算体脂肪的百分含量，主要用于评估肥胖患者减肥治疗效果，不是常规评估指标。

（1）测量方法

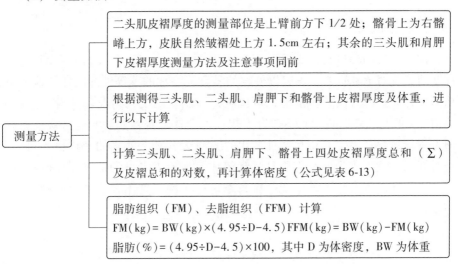

| 测量方法 | 二头肌皮褶厚度的测量部位是上臂前方下 1/2 处；髂骨上为右髂嵴上方，皮肤自然皱褶处上方 1.5cm 左右；其余的三头肌和肩胛下皮褶厚度测量方法及注意事项同前 |

根据测得三头肌、二头肌、肩胛下和髂骨上皮褶厚度及体重，进行以下计算

计算三头肌、二头肌、肩胛下、髂骨上四处皮褶厚度总和（Σ）及皮褶总和的对数，再计算体密度（公式见表 6-13）

脂肪组织（FM）、去脂组织（FFM）计算
FM（kg）＝BW（kg）×（4.95÷D-4.5）FFM（kg）＝BW（kg）-FM（kg）
脂肪（%）＝（4.95÷D-4.5）×100，其中 D 为体密度，BW 为体重

表 6-13 皮褶厚度总和的对数估算体密度公式

年龄（岁）	男性	女性
17～19	D＝1.1620-0.0630×（logΣ）	D＝1.1549-0.0678×（logΣ）
20～29	D＝1.1631-0.0632×（logΣ）	D＝1.1599-0.0717×（logΣ）
30～39	D＝1.1422-0.0544×（logΣ）	D＝1.1423-0.0632×（logΣ）
40～49	D＝1.1620-0.0700×（logΣ）	D＝1.1333-0.0612×（logΣ）
50 岁以上	D＝1.1715-0.0779×（logΣ）	D＝1.1339-0.0645×（logΣ）

（2）评估：体脂平均比率男性为 14%，女性为 27%。

第四节　膳食调查方法

膳食评价是患者营养状况评价的一个重要组成部分，其目的是通过各种不同的膳食调查方法对患者的膳食摄入量进行评估，评定各种营养需要得到满足的程度。常用膳食调查方法包括称重法、记账法、询问法及食物频率法等。在营养门诊时，常用的是询问法，一般常用 24 小时膳食回顾法。

一、称重法

称重法又叫称量法，此法可用于团体食堂、家庭和个人的膳食调查。调查期间调查对象在食堂或家庭以外吃的零食或添加的菜等，都应详细地记录，精确地计算。此方法较为准确，可调查每天膳食的变动情况和三餐食品的分配情况＝但此法费时费力，不适合大规模的个体调查，如肿瘤流行病学调查。通过称量每餐各种食品用量，计算出每人每天各种营养素的平均摄入量。调查时间以连续 1 周为好，若逐日膳食组成变动不大者可酌情缩短，但不得少于 3 天。如调查全年营养情况，应每季进行 1 次。具体方法分为称量与计算两步。

1. 称量

逐日逐餐对所食的各种主、副食品逐一称出 5 个重量。称量结果以千克为单位，分别记录于表 6-14。

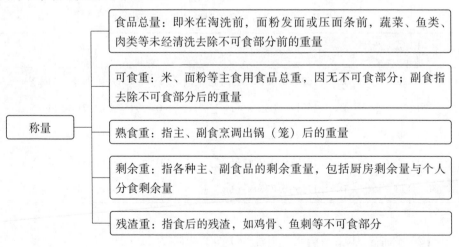

称量	食品总量：即米在淘洗前，面粉发面或压面条前，蔬菜、鱼类、肉类等未经清洗去除不可食部分前的重量
	可食重：米、面粉等主食用食品总重，因无不可食部分；副食指去除不可食部分后的重量
	熟食重：指主、副食烹调出锅（笼）后的重量
	剩余重：指各种主、副食品的剩余重量，包括厨房剩余量与个人分食剩余量
	残渣重：指食后的残渣，如鸡骨、鱼刺等不可食部分

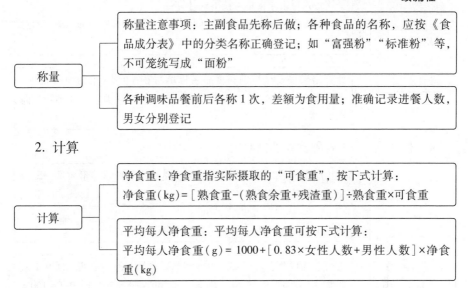

续流程

称量
- 称量注意事项：主副食品先称后做；各种食品的名称，应按《食品成分表》中的分类名称正确登记；如"富强粉""标准粉"等，不可笼统写成"面粉"
- 各种调味品餐前后各称 1 次，差额为食用量；准确记录进餐人数，男女分别登记

2. 计算

计算
- 净食重：净食重指实际摄取的"可食重"，按下式计算：
净食重（kg）= ［熟食重-（熟食余重+残渣重）］÷熟食重×可食重
- 平均每人净食重：平均每人净食重可按下式计算：
平均每人净食重（g）= 1000+［0.83×女性人数+男性人数］×净食重（kg）

表 6-14 各餐实吃食品重量调查登记表（列举）

单位＿＿＿＿＿＿ 日期＿＿＿年＿月＿日 登记计算人＿＿＿＿

餐别	饭菜名称	食品名称	食品总重（kg）	可食总重（kg）	熟食重（kg）	熟食余重（kg）	残渣重（kg）	净食重（kg）	人数 女 男	平均每人净食重（kg）	备注
午餐	牛肉炖土豆	牛肉	102.0					102.0		313.9	
		土豆	66	122.0	0.0		0.0	66.0		203.1	
	炒豆芽	绿豆芽	150.0							367.1	
	米饭	粳米（标二）	114.0	309.0	57.0		0.0	93.0	66 271	285.5	

3. 平均每人每天净食重

平均每人每天净食重	平均每人每天净食重可按下式计算： 平均每人每天净食重（g）＝同种食品平均每人净食重（g）的总和÷调查天数
	计算结果按食品类别和食品名称填写在表 6-15 中的前三栏内。食品类别按《食品成分表》划分，如"谷类""豆类""肉类"等

4. 平均每人每天各种营养素摄取量

平均每人每天各种营养素摄取量	平均净食重乘以食品成分表中单位重量中各种营养素含量，即得出每种食品中各种营养素含量
	如 301.1g 富强粉中蛋白质、脂肪和糖的含量计算
	查《食品成分表》中富强粉（江苏）得知100g 中含蛋白质9.1 g、脂肪0.9g、糖类75.6g，则蛋白质摄入量＝301.1×9.1÷100＝27.4g，脂肪摄入量＝301.1×0.9÷100＝2.7g，糖类摄入量＝301.1×75.6÷100＝227.6g
	依次算出各营养素摄取量，再将各种食品的同种营养素相加，即得出平均每人每天各种营养素摄取量

5. 计算生热营养素能量分配

能量分配（%）＝营养素摄取量（g）×卡价÷总能量（kcal）×100%

6. 计算蛋白质来源分配

蛋白质来源分配（%）＝各类蛋白质摄取量（g）÷总蛋白质摄取量（g）×100%

二、查账法

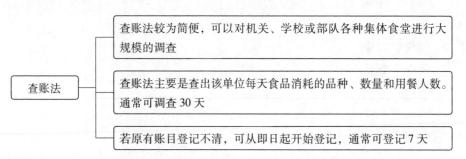

查账法	查账法较为简便，可以对机关、学校或部队各种集体食堂进行大规模的调查
	查账法主要是查出该单位每天食品消耗的品种、数量和用餐人数。通常可调查 30 天
	若原有账目登记不清，可从即日起开始登记，通常可登记 7 天

续流程

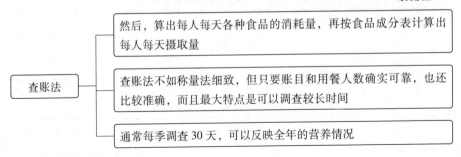

查账法
- 然后，算出每人每天各种食品的消耗量，再按食品成分表计算出每人每天摄取量
- 查账法不如称量法细致，但只要账目和用餐人数确实可靠，也还比较准确，而且最大特点是可以调查较长时间
- 通常每季调查 30 天，可以反映全年的营养情况

三、询问法

询问法在客观条件限制不能进行记账法或称重法时，应用询问法对个体的食品消耗量也能得到初步的了解。如对门诊患者或妊娠妇女可询问最近 3 天或 7 天内每天所吃食品的种类，并估计所吃食品的重量。同时了解患者的膳食史，膳食习惯及有无忌食、偏食等情况。此种简单方法是为了了解在特定餐数内食品种类，仅提供食品摄入的频数，对于流行病学前瞻性和回顾性调查是必需的，目的是将大量被调查对象按食品组分的消费量分成高档和低档，关键在于此种分类是否可行及可靠性如何。此法包括以下 2 种方法。

1. 24 小时膳食回顾法

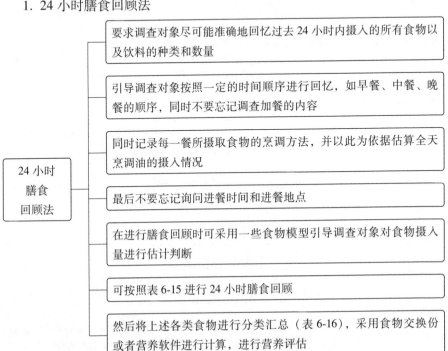

24 小时膳食回顾法
- 要求调查对象尽可能准确地回忆过去 24 小时内摄入的所有食物以及饮料的种类和数量
- 引导调查对象按照一定的时间顺序进行回忆，如早餐、中餐、晚餐的顺序，同时不要忘记调查加餐的内容
- 同时记录每一餐所摄取食物的烹调方法，并以此为依据估算全天烹调油的摄入情况
- 最后不要忘记询问进餐时间和进餐地点
- 在进行膳食回顾时可采用一些食物模型引导调查对象对食物摄入量进行估计判断
- 可按照表 6-15 进行 24 小时膳食回顾
- 然后将上述各类食物进行分类汇总（表 6-16），采用食物交换份或者营养软件进行计算，进行营养评估

表 6-15　24 小时膳食回顾登记表

早餐	早加餐
午餐	午加餐
晚餐	晚加餐

表 6-16　各类食物分类汇总表（单位：g）

	早餐	加餐	午餐	加餐	晚餐	加餐	合计
谷薯类							
蔬菜类							
水果类							
瘦肉类							
鱼虾类							
牛奶豆浆							
蛋类							
豆腐							
豆制品							
烹调油							
其他							
总能量（kcal）	CHO	g	Pro	g	Fat	g	
	%		%		%		%

2. 膳食史法

```
                    ┌─ 因人体的生长发育受到长期膳食习惯的影响，通过询问膳食史可
                    │  获得调查对象经常的膳食构成或膳食模式
                    │
                    ├─ 具体的做法是记录某人通常一餐吃的食品，了解膳食习惯，用预
                    │  先记录好的详细食品清单，要求调查对象保存 3 天食品记录，据
                    │  此估计出常吃食品的量
        膳食史法 ────┤
                    ├─ 此法可用于大规模的流行病学个体调查
                    │
                    ├─ 但必须由训练有素的、通晓调查对象膳食构成的人员进行调查
                    │
                    └─ 如熟悉当地的主副食品种类、供应情况、市场供应食品的品种、价格
                       和产销情况，并对食品加工、熟重及体积之间的关系有明确的概念
```

将上述方法和称重法进行比较，发现膳食史法和 24 小时膳食回顾法所得结果在主要营养素摄入量的相符率达 90% 以上，误差在 5% 以内，3 天记录法误差在 10% 左右。故在我国现有的膳食情况下，采用膳食史法、24 小时膳食回顾法及询问法调查食品消耗量、评定人群营养状况也可行。

第七章

肠外营养配制

第一节　肠外营养配制室的要求与管理

一、肠外营养配制室的要求

肠外营养配制室的要求

- 配制室应由内外相连的洁净区和控制区两个区域组成，并配备层流防尘设施、紫外线灭菌灯等
- 外为控制区，包括更衣室和准备室
- 更衣室设置衣橱、鞋架，准备室备有耗材储物柜、药车、洗手池等；用作配营养液前工作人员的更衣（一更、二更）、洗手及进行各种准备工作
- 内为洁净区（配液室），洁净度等级为 10 万级，内安置超净工作台：由初效过滤器、中效过滤器、高效过滤器、多叶离心式风机、静压箱、风幕、工作台面、有机玻璃罩和拉门等部分组成
- 超净台的洁净度等级为 100 级，操作区的气流速度为 0.3 ~ 0.6m/s，台面振动≤2μm，噪声≤65dB

二、肠外营养配制室的管理

肠外营养配制室的管理

- 配制前首先开启空气过滤设施
- 工作人员更换洁净的鞋子和工作服后，入内开启超净台上紫外线灭菌灯，照射 30 分钟

续流程

```
                    ┌─ 配制人员进入配液室前更换鞋子，戴好帽子、口罩，洗手后穿戴
                    │  无菌隔离服和手套
                    │
                    ├─ 配液前先用 70% 乙醇纱布擦拭台面，将核对和表面清洁（见操作
                    │  步骤部分）好的药品及输液袋等物品通过传递窗传递入配液室，
                    │  放在超净工作台上按标准流程配制
                    │
  肠外营养           ├─ 配液时，工作人员尽量减少进出配液室的次数和在室内的走动
  配制室的   ───────┤
  管理              ├─ 配制结束后，仍由传递窗向外传递，核对后发放
                    │
                    ├─ 配制结束后，整理超净工作台面和配制室
                    │
                    ├─ 每周彻底打扫配液室 1 次，每月 1 次进行配液室内空气、无菌物
                    │  品及净化工作台台面的细菌培养
                    │
                    └─ 非配液人员不得进入配液室
```

第二节　肠外营养治疗的应用

一、肠外营养治疗的监测指标

患者在营养治疗期间应根据病情等对临床表现和实验室指标进行监测（表 7-1）。

表 7-1　肠外营养期间监测内容

	项目	第 1 周	稳定后
摄入量	能量 $[kcal/(kg \cdot d)]$	QD	QD
	蛋白质 $[g/(kg \cdot d)]$	QD	QD
体液平衡	体重	QD ~ QOD	BIW ~ TIW
	水肿、脱水表现	QD	QD
	出入液量（胃肠减压、引流、尿量等）	QD	QD

续　表

项目		第 1 周	稳定后
其他临床体征	体温	依病情而定	依病情而定
	其他生命体征	依病情而定	依病情而定
	皮肤黄疸、瘀点、瘀斑	QD	QD
实验室检查	血气分析	必要时	必要时
	血常规	BIW ~ TIW	QW ~ BIW
	血钠、钾、氯	BIW（或调整用电解质用量后第 1 天）	QW（或调整电解质用量后第 1 天）
	血钙	QD ~ BIW	QW
	血磷、镁	QD ~ QW	PRN
	凝血功能	必要时	必要时
	肝功能	QW	QW ~ Q2W
	肾功能	QW	QW ~ Q2W
	血浆总甘油三酯、总胆固醇	QW	PRN
	血糖	见"高血糖"	同左
	尿糖（无法监测血糖时）	同上	同上

注：QD：每日一次；QOD：隔日一次；BIW：每周两次；TIW：每周三次；QW：每周一次；Q2W：每 2 周一次；PRN：必要时

二、肠外营养治疗的注意事项及处理措施

1. 机械性并发症

机械性并发症
- 与中心静脉导管的置入技术有关，包括气胸、血胸、液气胸、动脉损伤及神经损伤等
- 注意穿刺置管时患者的体位、掌握局部解剖知识及规范的置管操作，可减少这类并发症的发生
- 空气栓塞可发生在置管过程中，或是液体走空、导管接头脱开之时，一旦发生极为危险

2. 代谢性并发症
（1）糖代谢紊乱

	糖代谢紊乱是肠外营养最常见的代谢性并发症。若葡萄糖输入过多、过快，或外源性胰岛素补充不足，就可导致血糖水平明显升高
糖代谢紊乱	严重时可使脑细胞脱水，出现高渗性非酮性昏迷。此时血糖水平可超过 40mmol/L
	紧急处置措施：立即停用肠外营养；改用生理盐水 1000～2000ml 静脉滴注，然后根据血钠和血浆渗透压决定输入等渗或低渗盐水。低渗盐水（0.45%氯化钠溶液）以 250ml/h 速度输入，使血渗透压降低；以及使用人胰岛素按 0.1U/（kg·h）的速度静脉滴入以降低血糖。但也不要使血糖下降太快，以免发生脑细胞水肿

（2）肝功能损害

	受多种因素的影响，实施肠外营养的过程中常发生肝功能损害
	患者有轻度黄疸、转氨酶水平升高
肝功能损害	对于肠外营养所致的肝功能异常的治疗，首先是减少葡萄糖用量，肠外营养的总供给量也需减少
	另外，选用含支链氨基酸较多的氨基酸溶液，以及改用物理混合的中/长链脂肪乳剂、结构脂肪乳剂，有利于肝功能的改善
	补充谷氨酰胺和（或）腺苷蛋氨酸对肝损害有一定的治疗作用

（3）电解质紊乱

	实施肠外营养时容易发生电解质紊乱
	各种电解质的用量因病、因人而异
电解质紊乱	必须定期监测各种电解质的血浓度，及时调整补充量
	肠外营养时最常见的电解质紊乱是低钾、低钙及低磷

（4）胆囊结石：长期禁食行肠外营养治疗的患者，容易形成胆囊结石。

（5）肠黏膜萎缩

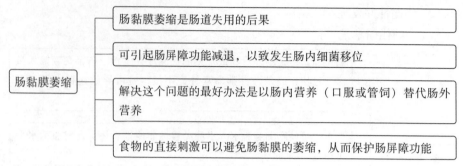

3. 感染性并发症

感染性并发症是肠外营养的严重并发症。

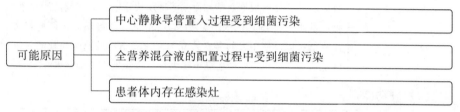

在肠外营养实施过程中，如果突然出现寒战、高热，而无法用其他病因来解释时，则应考虑导管败血症已经存在。应立即弃去营养液及输液管道，拔除深静脉导管，并做深静脉导管头及血培养。重新建立周围静脉通路输入新的液体。多数患者在上述处理后体温逐渐恢复正常，无需使用抗生素。若发热不退且血培养呈阳性，则应根据药敏试验选用抗生素。

三、肠外营养的停用指征

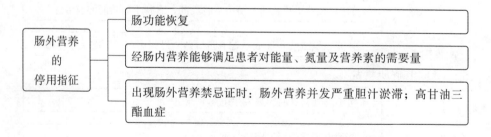

第三节　肠外营养液配制

一、肠外营养液基本成分与每天需要量

1. 能量与氮量

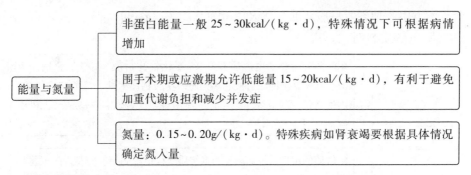

能量与氮量

- 非蛋白能量一般 25~30kcal/（kg·d），特殊情况下可根据病情增加
- 围手术期或应激期允许低能量 15~20kcal/（kg·d），有利于避免加重代谢负担和减少并发症
- 氮量：0.15~0.20g/（kg·d）。特殊疾病如肾衰竭要根据具体情况确定氮入量

2. 碳水化合物

葡萄糖是最常选用的能量来源，可提供机体代谢所需能量的 50%~70%，可根据液体量和能量的需要选用 5%、10%、25%、50% 等规格的注射液。危重患者处于休克、低氧血症时，禁用氨基酸、脂肪乳剂，热量主要由葡萄糖提供，剂量一般应在 150~200g。

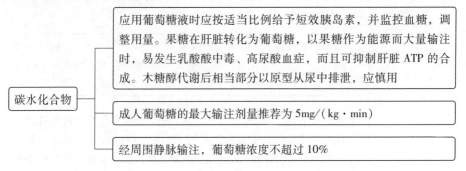

碳水化合物

- 应用葡萄糖液时应按适当比例给予短效胰岛素，并监控血糖，调整用量。果糖在肝脏转化为葡萄糖，以果糖作为能源而大量输注时，易发生乳酸酸中毒、高尿酸血症，而且可抑制肝脏 ATP 的合成。木糖醇代谢后相当部分以原型从尿中排泄，应慎用
- 成人葡萄糖的最大输注剂量推荐为 5mg/（kg·min）
- 经周围静脉输注，葡萄糖浓度不超过 10%

3. 复方氨基酸

氨基酸供给量根据氮需要量确定。氨基酸含氮 16%，其所提供的氮量与非蛋白热卡的比值建议为 1∶（100~200）。

（1）氨基酸制剂

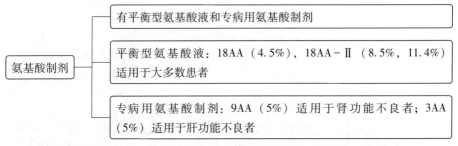

氨基酸制剂

- 有平衡型氨基酸液和专病用氨基酸制剂
- 平衡型氨基酸液：18AA（4.5%），18AA-Ⅱ（8.5%，11.4%）适用于大多数患者
- 专病用氨基酸制剂：9AA（5%）适用于肾功能不良者；3AA（5%）适用于肝功能不良者

（2）谷氨酰胺：其在肠外营养中有着重要的作用，对于需要禁食 3 天以上的肠外营养支持的住院患者和危重症患者，推荐在有氨基酸注射液的肠外

营养配方中添加谷氨酰胺双肽。建议用量为 $0.2\sim0.3g/(kg\cdot d)$。

4. 电解质制剂

电解质制剂	用于肠外营养的电解质有 0.9%氯化钠注射液、10%氯化钠注射液、15%氯化钾注射液、10%葡萄糖酸钙注射液、硫酸镁注射液、碳酸氢钠注射液等，必要时也使用谷氨酸钾、谷氨酸钠或无机磷制剂（甘油磷酸钠）等
	电解质的用量需根据患者的电解质平衡情况确定补充量，一般每日补充 Na^+ $40\sim120mmol/L$、K^+ $60\sim100mmol/L$、Ca^{2+} $4\sim5mmol/L$、Mg^{2+} $2\sim4mmol/L$、P $10\sim22.5mmol/L$

5. 脂肪乳剂

脂肪乳剂提供人体必需脂肪酸和能量，根据每个患者对脂肪的耐受性，脂肪所提供的能量可占非蛋白能量的 30%~50%，某些情况下（如 COPD 患者、肿瘤晚期无肝肾功能不良者）可达到 60%以上。

脂肪乳剂	临床上有长链脂肪乳剂（浓度有 10%、20%和 30%）、物理混合的中/长链脂肪乳剂（浓度 20%）、结构脂肪乳剂、橄榄油脂肪乳剂、鱼油脂肪乳剂可供选择
	肝功能不良、胰腺疾病、糖尿病、肺功能差及危重患者等可以选用物理混合的中/长链脂肪乳剂、结构脂肪乳剂。免疫功能差者易出现感染并发症者可以选用橄榄油脂肪乳剂或者在选用其他脂肪乳剂的基础上加用鱼油脂肪乳剂
	含脂肪乳剂输注液的输注时间应在 16 小时以上，最好能够 24 小时均匀输注
	血甘油三酯>3.5mmol/L 者，使用脂肪乳剂时，需加强血脂及胆红素的监测，若胆红素正常，应根据患者的临床状况决定是否应用脂肪乳，或考虑由长链改为中长链；若高于正常值 2 倍以上，应避免使用脂肪乳剂。血甘油三酯>4.5mmol/L，应避免使用脂肪乳剂
	临床常用的鱼油脂肪乳剂是 ω-3 鱼油脂肪乳注射液，每 100ml 含鱼油 10g。建议用量为 $0.1\sim0.2g/(kg\cdot d)$，需与脂肪乳剂同时输注

6. 维生素及微量元素制剂

为了方便，可使用维生素及微量元素复合剂，各种成分的含量是正常人的每天需要量。需要时建议每日1支，不宜超量使用。

7. 液体量

因个体而异，需根据不同临床条件调整。包括生理需要量、累积需要量和继续损失量三部分。成人生理需要量为2000~2500ml/d。

二、药物配合禁忌

1. 胰岛素

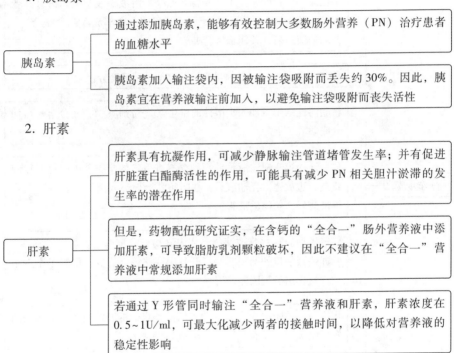

胰岛素

通过添加胰岛素，能够有效控制大多数肠外营养（PN）治疗患者的血糖水平

胰岛素加入输注袋内，因被输注袋吸附而丢失约30%。因此，胰岛素宜在营养液输注前加入，以避免输注袋吸附而丧失活性

2. 肝素

肝素

肝素具有抗凝作用，可减少静脉输注管道堵管发生率；并有促进肝脏蛋白酯酶活性的作用，可能具有减少PN相关胆汁淤滞的发生率的潜在作用

但是，药物配伍研究证实，在含钙的"全合一"肠外营养液中添加肝素，可导致脂肪乳剂颗粒破坏，因此不建议在"全合一"营养液中常规添加肝素

若通过Y形管同时输注"全合一"营养液和肝素，肝素浓度在0.5~1U/ml，可最大化减少两者的接触时间，以降低对营养液的稳定性影响

三、操作步骤

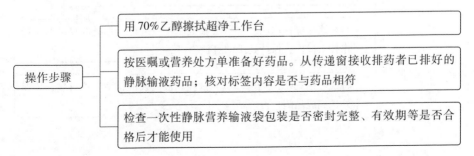

操作步骤

用70%乙醇擦拭超净工作台

按医嘱或营养处方单准备好药品。从传递窗接收排药者已排好的静脉输液药品；核对标签内容是否与药品相符

检查一次性静脉营养输液袋包装是否密封完整、有效期等是否合格后才能使用

续流程

操作步骤

将不含磷酸盐的电解质、微量元素、胰岛素加入到复方氨基酸中，充分混匀，避免局部浓度过高

将磷酸盐加入到葡萄糖溶液中，充分振荡均匀

关闭静脉营养输液袋的所有输液管夹，然后分别将输液管针头插入葡萄糖溶液和氨基酸溶液中，倒转这两种输液容器，悬挂在水平层流工作台的挂杆上，先打开氨基酸溶液输液管夹，再打开葡萄糖溶液输液夹，待葡萄糖和氨基酸溶液全部流入到"全合一"营养输液袋后，关闭输液管夹

翻转"全合一"营养输液袋，使这两种溶液充分混匀

将脂溶性维生素加入水溶性的维生素（粉剂）中，充分溶解后加入脂肪乳，混匀

最后连接第3根输液管针头到含有维生素的脂肪乳中，打开输液管夹，边放边摇晃输液袋，在脂肪乳全部流入到"全合一"营养输液袋后，关闭输液管夹

轻轻摇动静脉营养输液袋，使内容物充分溶解后，将"全合一"营养输液袋口朝上竖起，打开其中一路输液管夹，待袋子中多余的空气排出后关闭输液管夹

用密封夹关闭"全合一"营养输液袋口，拆开输液管，用备用的塑料帽关闭"全合一"营养输液袋袋口

挤压"全合一"营养输液袋，排出袋内空气，并观察是否有液体渗出，如有则须丢弃

所有这些操作均应在水平层流工作台上进行，并严格按照无菌操作技术操作，保持处于"开放窗口"

将配方标签贴在"全合一"营养输液袋表面，签名认可后，传递外送到成品间，由药师检查核对

续流程

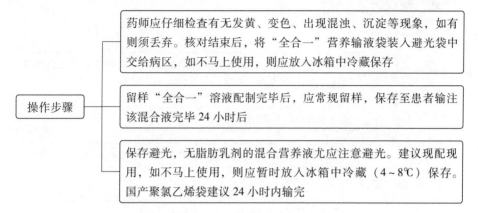

	药师应仔细检查有无发黄、变色、出现混浊、沉淀等现象，如有则须丢弃。核对结束后，将"全合一"营养输液袋装入避光袋中交给病区，如不马上使用，则应放入冰箱中冷藏保存
操作步骤	留样"全合一"溶液配制完毕后，应常规留样，保存至患者输注该混合液完毕 24 小时后
	保存避光，无脂肪乳剂的混合营养液尤应注意避光。建议现配现用，如不马上使用，则应暂时放入冰箱中冷藏（4~8℃）保存。国产聚氯乙烯袋建议 24 小时内输完

四、建立静脉输入途径

1. 周围静脉

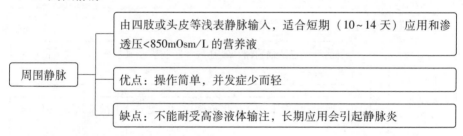

	由四肢或头皮等浅表静脉输入，适合短期（10~14 天）应用和渗透压<850mOsm/L 的营养液
周围静脉	优点：操作简单，并发症少而轻
	缺点：不能耐受高渗液体输注，长期应用会引起静脉炎

2. 中心静脉

（1）经周围静脉中心静脉置管（PICC）

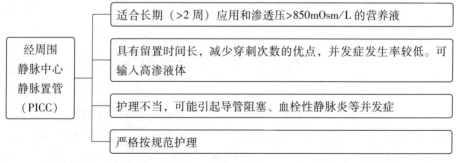

	适合长期（>2 周）应用和渗透压>850mOsm/L 的营养液
经周围静脉中心静脉置管（PICC）	具有留置时间长，减少穿刺次数的优点，并发症发生率较低。可输入高渗液体
	护理不当，可能引起导管阻塞、血栓性静脉炎等并发症
	严格按规范护理

（2）锁骨下静脉置管

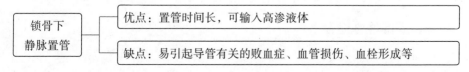

| | 优点：置管时间长，可输入高渗液体 |
| 锁骨下静脉置管 | 缺点：易引起导管有关的败血症、血管损伤、血栓形成等 |

五、输注方式

1. 多瓶输液

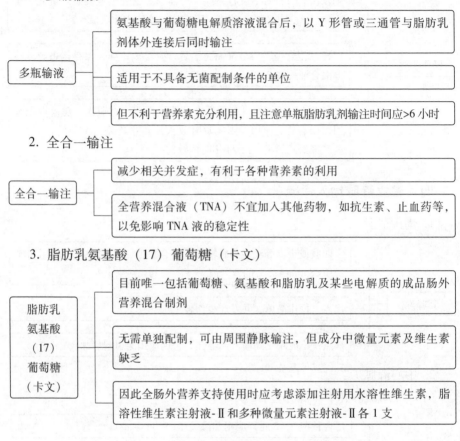

多瓶输液
- 氨基酸与葡萄糖电解质溶液混合后，以 Y 形管或三通管与脂肪乳剂体外连接后同时输注
- 适用于不具备无菌配制条件的单位
- 但不利于营养素充分利用，且注意单瓶脂肪乳剂输注时间应>6 小时

2. 全合一输注

全合一输注
- 减少相关并发症，有利于各种营养素的利用
- 全营养混合液（TNA）不宜加入其他药物，如抗生素、止血药等，以免影响 TNA 液的稳定性

3. 脂肪乳氨基酸（17）葡萄糖（卡文）

脂肪乳氨基酸（17）葡萄糖（卡文）
- 目前唯一包括葡萄糖、氨基酸和脂肪乳及某些电解质的成品肠外营养混合制剂
- 无需单独配制，可由周围静脉输注，但成分中微量元素及维生素缺乏
- 因此全肠外营养支持使用时应考虑添加注射用水溶性维生素，脂溶性维生素注射液-Ⅱ和多种微量元素注射液-Ⅱ各 1 支

第四节　肠外营养输注途径操作规范

用于肠外营养输注的静脉置管途径分为周围静脉导管（PVC）、与中心静脉导管（CVC）。中心静脉置管包括 PICC、直接经皮或隧道式 CVC、输液港。选择何种输注途径，需考虑：患者静脉置管病史、静脉解剖走向、出凝血功能、预计 PN 持续时间、护理环境、潜在疾病等。

一、周围静脉途径

1. 适应证及对象

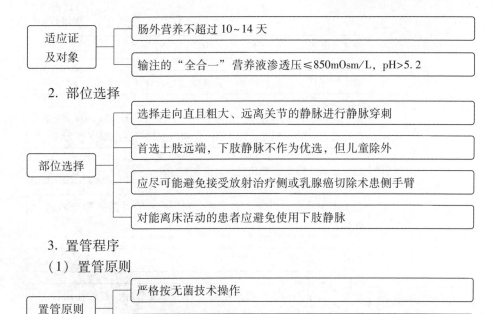

适应证及对象 —
- 肠外营养不超过 10~14 天
- 输注的"全合一"营养液渗透压≤850mOsm/L，pH>5.2

2. 部位选择

部位选择 —
- 选择走向直且粗大、远离关节的静脉进行静脉穿刺
- 首选上肢远端，下肢静脉不作为优选，但儿童除外
- 应尽可能避免接受放射治疗侧或乳腺癌切除术患侧手臂
- 对能离床活动的患者应避免使用下肢静脉

3. 置管程序

（1）置管原则

置管原则 —
- 严格按无菌技术操作
- 穿刺置管前，向患者解释操作目的及意义，以取得合作

（2）物品准备：治疗车、治疗盘、碘伏或2%碘酊、75%乙醇、无菌镊子缸及镊子、无菌棉签、治疗巾、输液架、弯盘、污物缸、止血带、胶布、留置针、正压接头/肝素帽、6cm×7cm透明敷料、输液器及肠外营养液。

（3）置管步骤

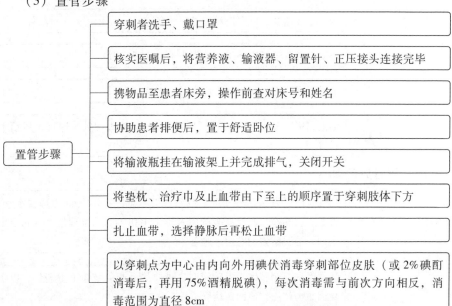

置管步骤 —
- 穿刺者洗手、戴口罩
- 核实医嘱后，将营养液、输液器、留置针、正压接头连接完毕
- 携物品至患者床旁，操作前查对床号和姓名
- 协助患者排便后，置于舒适卧位
- 将输液瓶挂在输液架上并完成排气，关闭开关
- 将垫枕、治疗巾及止血带由下至上的顺序置于穿刺肢体下方
- 扎止血带，选择静脉后再松止血带
- 以穿刺点为中心由内向外用碘伏消毒穿刺部位皮肤（或2%碘酊消毒后，再用75%酒精脱碘），每次消毒需与前次方向相反，消毒范围为直径8cm

续流程

置管步骤
- 准备透明敷料，于穿刺点上方 10cm 处扎止血带
- 取出留置针，去除针护套，旋转松动外套管并排气
- 嘱患者握拳，操作者左手沿静脉走向，绷紧局部皮肤，右手示指、拇指持留置针翼柄处，以 15°~30° 进针，同时注意观察有无回血
- 见回血后，降低穿刺角度，将穿刺针送进 0.5cm
- 右手固定针带，以针芯为支撑，左手将外套管沿静脉走向送入静脉
- 松开止血带同时，嘱患者松拳
- 操作者以左手示、中指按压套管针尖端处静脉，右手抽出针芯，送套管（血管条件好者可无此步骤）
- 打开输液调节器开关
- 见输液通畅后，用无菌透明敷料覆盖穿刺部位，并标明穿刺日期、时间及操作者
- 调节输液速度，再次核对床号、姓名
- 协助患者置于舒适卧位，整理床单，整理用物
- 定时巡视，观察穿刺部位反应及输液情况
- 输液完毕，分离输液器（正压接头），拔除头皮针，进行正压后封管

（4）置管后护理

置管后护理
- 留置时间可为 72~96 小时。封管液肝素浓度：50U/ml 生理盐水，若老年、肿瘤等血液高凝的患者可用 100U/ml 的生理盐水。固定牢固，透明贴膜无卷边、脱落
- 注意保护穿刺肢体，不输液时，也要尽量避免肢体下垂姿势，以免因重力作用致使回血堵管

续流程

置管后护理
- 每次输液前后，均应检查穿刺部位及静脉走向有无红肿，询问患者有无疼痛、不适，重视患者的主诉。如有异常，及时拔管再做局部处理，并通知医生，如仍需输液，则更换穿刺部位
- 营养液输入前、后均需应用生理盐水冲管

4. 并发症及处理

（1）静脉炎：静脉炎是静脉给药常见的并发症。

1）原因

原因
- 操作时注射技术及无菌技术不完善，引起局部感染
- 机械刺激：在同一条静脉上反复穿刺，或套管在血管内留置过久
- 因某些药物的 pH 原因，刺激和损伤血管内膜
- 血浆渗透压改变：当输入高渗液体时，血浆渗透压升高，血管内壁细胞易脱水、粗糙，血细胞易聚集形成血栓
- 给药速度及药物浓度：短时间内大量快速给予刺激性较强的药物，超过血流的缓冲能力

2）临床表现

临床表现
- 给药当时无不良感觉，24～48 小时针眼局部出现发红、疼痛、肿胀；处理不当或不及时，针眼处可有炎性渗出，甚至形成脓肿或导致脓毒症
- 红肿型：静脉穿刺周围出现红肿，沿静脉走向发红、触痛或有明显烧灼感，如不及时处理可发展为硬结型
- 硬结型：静脉穿刺处节段疼痛、触痛、变硬，触之呈条索状

3）预防及处理

预防及处理
- 护理人员有过硬的技术，提高一次穿刺成功率
- 加强责任心，严格无菌操作
- 输入刺激性较强的药物时可于给药后沿静脉走向外敷血管保护药物

续流程

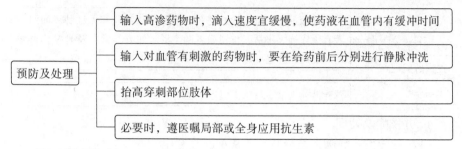

预防及处理
- 输入高渗药物时，滴入速度宜缓慢，使药液在血管内有缓冲时间
- 输入对血管有刺激的药物时，要在给药前后分别进行静脉冲洗
- 抬高穿刺部位肢体
- 必要时，遵医嘱局部或全身应用抗生素

（2）药液渗出

1）原因：针头未置入或未完全置入血管，常为技术问题。

2）临床表现：穿刺局部疼痛、不适、肿胀，皮肤颜色苍白、温度下降，给药受阻，抽不到回血。休克或肢体神经障碍患者可无感觉。

3）预防及处理

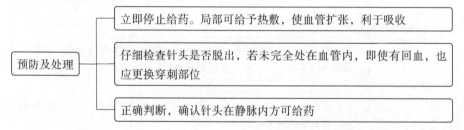

预防及处理
- 立即停止给药。局部可给予热敷，使血管扩张，利于吸收
- 仔细检查针头是否脱出，若未完全处在血管内，即使有回血，也应更换穿刺部位
- 正确判断，确认针头在静脉内方可给药

（3）药物外渗（漏）

1）原因

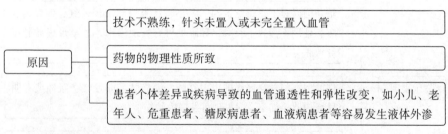

原因
- 技术不熟练，针头未置入或未完全置入血管
- 药物的物理性质所致
- 患者个体差异或疾病导致的血管通透性和弹性改变，如小儿、老年人、危重患者、糖尿病患者、血液病患者等容易发生液体外渗

2）临床表现：某些药物经血管给药时，即使针头完全在血管内，亦可造成不同程度的外渗，轻则疼痛、肿胀，重则局部组织损伤或坏死、功能障碍，甚至死亡。

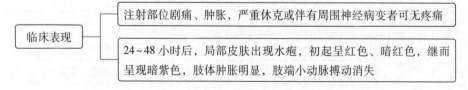

临床表现
- 注射部位剧痛、肿胀，严重休克或伴有周围神经病变者可无疼痛
- 24~48小时后，局部皮肤出现水疱，初起呈红色、暗红色，继而呈现暗紫色，肢体肿胀明显，肢端小动脉搏动消失

续流程

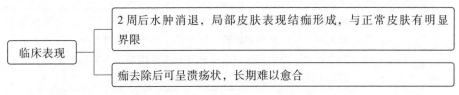

临床表现
- 2周后水肿消退，局部皮肤表现结痂形成，与正常皮肤有明显界限
- 痂去除后可呈溃疡状，长期难以愈合

3）预防及处理

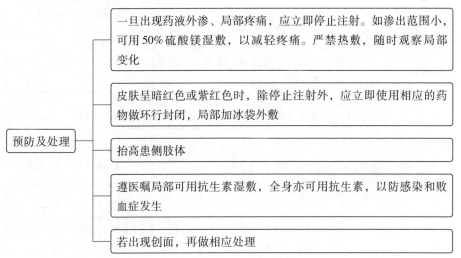

预防及处理
- 一旦出现药液外渗、局部疼痛，应立即停止注射。如渗出范围小，可用50%硫酸镁湿敷，以减轻疼痛。严禁热敷，随时观察局部变化
- 皮肤呈暗红色或紫红色时，除停止注射外，应立即使用相应的药物做环行封闭，局部加冰袋外敷
- 抬高患侧肢体
- 遵医嘱局部可用抗生素湿敷，全身亦可用抗生素，以防感染和败血症发生
- 若出现创面，再做相应处理

二、中心静脉途径

1. 适应证

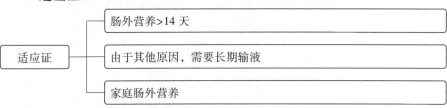

适应证
- 肠外营养>14天
- 由于其他原因，需要长期输液
- 家庭肠外营养

2. 经外周静脉的中心静脉置管

（1）静脉选择

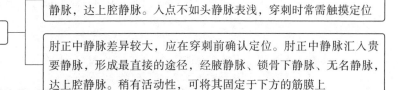

静脉选择
- 贵要静脉为最直和最直接的途径，经腋静脉、锁骨下静脉、无名静脉，达上腔静脉。入点不如头静脉表浅，穿刺时常需触摸定位
- 肘正中静脉差异较大，应在穿刺前确认定位。肘正中静脉汇入贵要静脉，形成最直接的途径，经腋静脉、锁骨下静脉、无名静脉，达上腔静脉。稍有活动性，可将其固定于下方的筋膜上

续流程

静脉选择	头静脉较为表浅，在肘窝处容易进入。在头静脉进入腋静脉处有较大的角度，易引起导管推进困难。头静脉可能有分支与颈外静脉或锁骨下静脉相连，常出现导管推进困难。头静脉在臂部上升时有窄段，会增加机械性静脉炎发生的风险

（2）置管原则

置管原则	须严格按无菌操作规范进行
	置管后应常规行影像学检查，确定导管尖端位于腔静脉内，并排除气胸
	置管及置管后护理应由经专门培训、具有资质的护理人员进行

（3）置管步骤

1）普通型 PICC 置管程序

普通型PICC置管程序	洗手，戴口罩
	选择合适的静脉：铺一次性治疗巾，在预期穿刺部位以上系止血带；评估患者的静脉情况，并选择贵要静脉为最佳穿刺血管；松开止血带
	测量定位：患者平卧，上臂外展与躯干呈 90°。上腔静脉测量法：从预穿刺点沿静脉走向到右胸锁关节再向下至第 3 肋间隙，注意腋静脉的长度；臂围：肘窝以上 4 横指处测臂围；记录测量数值
	建立无菌区：打开 PICC 穿刺包，戴手套；将治疗巾垫在患者手臂下一次性治疗巾上
	穿刺点的消毒：以穿刺点为中心消毒，75% 酒精 3 遍（第 1 遍顺时针，第 2 遍逆时针，第 3 遍顺时针），碘伏 3 遍（方法同 75% 酒精，消毒范围<酒精消毒范围），上下直径 20cm，两侧至臂缘；更换手套；铺治疗巾及孔巾；备注射器、PICC 导管、正压接头、抽吸生理盐水和（或）2% 利多卡因（根据需要）、透明敷料、免缝胶带或输液贴于无菌区内
	用无菌盐水纱布擦洗手套上的滑石粉，干纱布擦干，备好预冲导管、连接器和正压接头、穿刺针

续流程

根据需要，局部麻醉静脉穿刺点，以 2% 利多卡因 0.1~0.2ml 皮内注射

让助手在上臂系止血带，使静脉膨胀

将保护套从穿刺针上去掉

穿刺者以 15°~30° 进针行静脉穿刺，一旦有回血，立即减小穿刺角度，推进插管鞘确保插管鞘进入静脉

左手按压插管鞘尖端处静脉，右手撤出针芯

自插管鞘处置入 PICC，至腋静脉时，患者向静脉穿刺侧偏头，以防止导管误入颈静脉

插管至预定深度后，退出插管鞘

撤出支撑导丝

普通型 PICC 置管程序 — 按预计长度修剪导管

套上减压套筒，安装连接器于 PICC 导管处，锁上

用注射器抽吸回血，用生理盐水 20ml 脉冲式冲管

将正压接头安装在 PICC 导管连接器上

清理穿刺点

将导管摆成 S 形，用无菌免缝胶带固定 PICC 导管的连接器，穿刺点置纱布，透明敷料加压粘贴

在无菌免缝胶带或透明敷料/治疗单上注明穿刺者姓名、穿刺日期和时间，根据需要用弹力绷带包扎。再次查对，向患者交代有关注意事项

妥善安置患者，整理用物

X 线检查确定导管尖端位置

洗手，记录

2）安全型 PICC 置管程序：2006 年美国静脉输液护理学会（INS）实践指南指出应该使用具有"安全型"的 PICC。

安全型 PICC 置管程序

- 选择合适的静脉：患者平卧；在预期穿刺部位以上 10～15cm 扎止血带；评估患者的血管状况，并首选右侧贵要静脉为最佳穿刺血管；松开止血带

- 测量定位测量时，术前手臂外展 90°，保证测量更准确；上腔静脉测量法是从预穿刺点沿静脉走向测量至右胸锁关节，再向下至第 3 肋间隙；测量上臂中段臂围（臂围基础值），以供监测并发症之用；新生儿及小儿应测双臂臂围

- 注意：外部的测量不能十分准确地显示体内静脉的解剖

- 警告：导管尖端进入右心房可能引起心律失常、心肌损伤、心脏压塞

- 准备用物：PRN 或无针正压接头，0.9%氯化钠溶液，消毒剂，10cm×12cm 无菌透明贴膜，无菌巾，无菌无粉手套，纱布若干

- 建立无菌区：打开 PICC 无菌包，戴手套；应用无菌技术，准备肝素帽、抽吸生理盐水；将第 1 块治疗巾垫在患者术侧手臂下

- 穿刺点的消毒：按照无菌原则消毒穿刺点，范围 10cm×10cm（严格参照消毒剂使用说明书）；铺孔巾及第 2 块治疗巾，再扩大无菌区

- 预冲导管：用注满生理盐水的注射器连接 T 形管并冲洗导管，润滑亲水性导丝；撤出导丝至比预计长度短 0.5～1cm 处

- 按预计导管长度修剪导管：撕开导管保护套至测量终点，将导管插入切割器对应孔，在预计长度处，切割多余部分。警告：剪切导管时不要切到导丝，否则导丝将损坏导管，伤害患者

- 扎上止血带：在上臂扎上止血带，使静脉充盈。准备：握住回血腔的两侧，去掉穿刺针前端保护套

- 穿刺：更换手套；穿刺针与穿刺部位保持 15°～30°进行静脉穿刺；确认回血，立即降低穿刺角度，再进入少许，进一步推进导入鞘，确保导入鞘进入静脉

续流程

安全型 PICC 置管程序

- 从安全型导入鞘中退出穿刺针：松开止血带；左手示指及拇指固定导入鞘避免移位；中指轻压导入鞘尖端所处上端的血管上，避免血液溢出；按住白色针尖保护按钮，确认穿刺针回缩至针尖保护套中；将针尖保护套放入指定的锐器收集盒

- 置入 PICC 导管：用镊子轻轻夹住 PICC 导管（或用手轻捏导管保护套）送至"漏斗型"导入鞘末端，然后将 PICC 导管沿导入鞘逐渐送入静脉

- 退出"安全型"导入鞘：将 PICC 导管送入静脉至少 10~15cm 之后，即可退出导入鞘；指压导入鞘上端静脉固定导管；从静脉内退出导入鞘，使其远离穿刺部位

- 撕裂并移出导入鞘：撕裂导入鞘并从置管上撤离；在撕裂导入鞘时，需固定好 PICC 导管；抽回血，避免抽至肝素帽部位

- 移去导引钢丝：一手固定导管圆盘，一手移去导丝，移去导丝时，要轻柔，缓慢。若导管呈串珠样皱褶改变，表明有阻力

- 抽吸与封管：用生理盐水注射器抽吸回血，并注入生理盐水，确定是否通畅；连接肝素帽/输液接头；肝素盐水正压封管（肝素液浓度为 50~100U/ml）；如立即输液可直接输液

- 警告：小直径（<10ml）注射器可能造成高压强，使导管发生破裂

- 清洁穿刺点

- 固定导管，覆盖无菌敷料

- 通过拍 X 线片确定导管尖端位置

- X 线片定位确认无误后，才能输液

（4）置管后护理

1）护理原则：要求接触中心静脉导管的护士必须具备相关使用和维护导管的知识和能力。

2）敷料更换

敷料更换

- 洗手，戴口罩

- 评估患者

- 备齐用物，推车携物至患者床旁，核对床号、姓名

- 暴露导管穿刺部位，在手臂下垫一次性治疗巾，自下而上去除敷料，注意切忌将导管引出体外

- 用快速手消毒液消毒手，打开 PICC 换药包

- 将无菌透明敷料、无菌免缝胶带、正压接头、20ml 注射器、8 号头皮针去除包装置入换药包内

- 戴无菌手套

- 将治疗巾对折垫于一次性治疗巾上

- 让助手将酒精、碘伏分别倒于治疗碗内

- 抽吸生理盐水 20ml 与头皮针、正压接头相连，并排气

- 用酒精棉球消毒距穿刺点 1cm 以外皮肤，方法及范围同 PICC 穿刺：第 1 个棉球顺时针消毒，第 2 个棉球逆时针消毒，第 3 个和第 4 个棉球消毒导管、连接器及正压接头，第 5 个棉球再顺时针消毒

- 用碘伏棉球消毒穿刺点及周围皮肤，方法及范围同上，待干

- 用无菌纱布衬垫取下原有正压接头，酒精纱布消毒连接器

- 更换正压接头，并用脉冲式方法冲洗导管

- 用胶带、透明敷料固定导管：将体外导管放置呈 "S" 形弯曲，用免缝胶带第 1 条固定连接器后覆盖透明敷料，第 2 条自连接器下向上蝶形交叉固定在透明敷料上，第 3 条覆盖在第 1 条与透明敷料接壤处，第 4 条和第 5 条顺序固定在正压接头下，第 6 条固定于正压接头上

续流程

敷料更换	在免缝胶带或透明敷料/治疗单上注明换药者姓名、日期和时间
	妥善安置患者，整理用物
	洗手，记录

（5）导管冲洗与封管：适当的冲管与封管技术和常规能保证导管内的正压和导管的完整性。

小于 10ml 的注射器可产生较大的压力，如遇导管阻塞可致导管破裂，在测定导管压力前，严禁使用小规格注射器。注射器规格封管液浓度依据医院的条例规定有所不同。

1）导管冲洗

| 导管冲洗 | 10U/ml 稀释肝素液（1 支 12500U 肝素加入 1250ml 生理盐水中）：每 8 小时冲管 1 次（多用于小儿） |
| | 100U/ml 稀释肝素液（1 支 12500U 肝素加入 125ml 生理盐水中）：每 12 小时冲管 1 次（多用于成人） |

2）导管封管

导管封管	SASH 原则（S-生理盐水；A-药物注射；S-生理盐水；H-肝素溶液）：在给予与肝素不相容的药物/液体前后均使用生理盐水冲洗，以避免药物配伍禁忌的问题，而最后用肝素溶液封管
	封管液量：为了达到适当的肝素化，INS 推荐封管液量应 2 倍于导管+辅助延长管容积。通常成人为 1~2ml；小儿为 0.5~1ml。应足够彻底清洁导管壁，采血或输注药物后尤为重要
	封管方法——正压封管：在封管时必须使用正压封管技术，防止血液回流入导管尖端，导致导管阻塞。在注射器内还有最后 0.5ml 封管液时，以边推注药液边退针的方法，拔出注射器的针头。在封管后夹闭延长管系统以保证管内正压
	注射器选择（通常输液器在重力输液下高度为 90cm，压力为 1.3PSI 或 70mmHg）

注射器的
具体选择

- 严禁使用<10ml 的注射器：小于 10ml 的注射器可产生较大的压力；如遇导管阻塞可至导管破裂，推荐使用 10ml 注射器

- 如必须使用小剂量的药物，应将药物稀释于较大规格的容器内或在给药前先测试导管内张力。方法如下：使用 10ml 注射器或更大的注射器注射 0.9%氯化钠溶液，如未遇阻力，则可使用小规格注射器，缓慢轻柔注射药物。如遇阻力应立即放弃这种操作方法，并通知医生。绝不应用力注射任何注射液

- 家庭护理患者只应给配备 10ml 或更大规格的注射器

- 医院或家庭护理使用的注射泵应将压力标准定于不至引起 PICC 导管破裂的压力下。严禁使用用于放射造影的注射泵。不同规格注射器的压力值见表 7-2

表 7-2　不同规格注射器的压力值

注射器规格（ml）	压力值（PSI）
1	150
3	120
5	90
10	60

（6）导管拔除：通常拔除导管非常简便。平行静脉方向，捏住导管尾部，沿直线向外拉，每次 5~10cm。当拔管遇有阻力，暂固定导管，实施热敷，直到导管松动，最终拔除导管为止。

（7）并发症及其防治

1）细菌性静脉炎

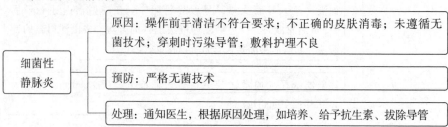

细菌性
静脉炎

- 原因：操作前手清洁不符合要求；不正确的皮肤消毒；未遵循无菌技术；穿刺时污染导管；敷料护理不良

- 预防：严格无菌技术

- 处理：通知医生，根据原因处理，如培养、给予抗生素、拔除导管

2）血栓性静脉炎

| 血栓性静脉炎 | 原因：与选择导管的型号和血管的粗细不当有关（导管外周形成血栓）；与穿刺时损伤血管内膜有关（血管内膜形成血栓）；与封管技术有关（导管尖端及导管内形成血栓） |
| | 处理：热敷；给予尿激酶溶栓；拔管 |

3）机械性静脉炎

机械性静脉炎	原因：与选择导管的型号和血管的粗细不当有关；穿刺侧肢体过度活动；与选择导管的材料过硬有关；穿刺者技巧；导管尖端位置；患者状况；头静脉进入
	预防：注意穿刺技巧；选择合理的导管型号；避免直接触碰导管
	处理：立即处理；休息抬高患肢；避免过多活动；冷/热湿敷，每次20分钟，每天4次；轻微活动（握拳/松拳）；若3天后未见好转或更严重，应拔管

4）化学性静脉炎

化学性静脉炎	原因：刺激性药物、pH/渗透压超出正常范围、不合理的稀释、快速输注、微粒、留置时间与导管尖端位置
	预防：确认导管尖端位置；充分的血液稀释；合理药物稀释；滤器的应用
	处理：通知医生，拔管

5）穿刺点感染

穿刺点感染	症状：有分泌物，穿刺点红、肿、痛，无全身症状
	原因：与未严格遵循无菌技术有关；皮肤消毒不良；敷料护理不良；洗手技术；免疫力低下患者
	处理：严格无菌技术；遵医嘱给予局部处理；加强换药；细菌培养；抗生素治疗

6）导管移位

症状：滴速减慢、输液泵警报、无法抽到回血、导管体外长度增加、输液时疼痛、神经反应异常、呼吸困难、听觉异常

原因：过度活动、胸腔压力的改变、不正确的导管固定、疏忽致导管外移

导管移位

预防：固定技术、导管尖端位置在上腔静脉

处理：观察导管功能、通知医生、X线定位、避免重复插入外移导管、更换部位重新置管

7）导管阻塞

症状：给药时感觉有阻力、无法抽到回血、输液速度减慢或停止、无法冲管

原因：①药物配伍禁忌，药物之间不相溶，未经盐水冲管就用肝素封管；②未正压封管致血液反流，采血后未彻底冲管；③脂肪乳剂沉淀引起管腔阻塞；④导管顶端贴到静脉壁，因患者体位导管打折；⑤静脉血管内膜损伤

预防：①尽量减少穿刺时静脉损伤；②采用正确的封管技术；③注意药物间的配伍禁忌；④输注脂肪乳剂应定时冲管

导管阻塞

处理：①检查导管是否打折，患者体位是否恰当；②确认导管尖端位置正确；③用10ml注射器缓慢回抽，将血凝块抽出（不可用力推注清除凝块，否则可致导管破裂或血管栓塞）；④酌情拔管；⑤利用特殊技术（导管再通技术）冲洗导管，使导管再通（需医生与患者、家属商定，权衡利弊）

药物配伍禁忌引起的导管阻塞：①静脉输液导管内可见沉淀物；②在输注配伍禁忌药物的溶液后或容易形成沉淀的药物溶液后立即发生阻塞；③使用尿激酶两次尝试后仍不能使导管再通

预防：①对含有脂肪乳的营养液用$1.2 \sim 1.4 \mu m$直径的孔滤器；②对不含脂肪乳的营养液可使用孔径更小的滤器；③应用有配伍禁忌的两种药物溶液时，应适当并充分冲洗导管

说明：按照上述步骤操作，因为药剂是通过负压进入导管内，所以不会造成导管破裂。所注入药物的剂量不会超过置留在体内的导管容量，所以也不会导致药物过量输注，也可避免患者发生变态反应的潜在可能

3. 经深静脉的中心静脉置管

（1）穿刺部位选择

穿刺部位选择	选择穿刺部位时应考虑到导管留置时间和出现潜在并发症的因素
	适用于放置中心静脉导管的静脉，包括锁骨下静脉和颈内静脉。应尽可能避免选择股静脉穿刺作中心静脉导管置管
	穿刺部位的选择应参照不同穿刺产品制造商具体操作说明决定

（2）置管原则：深静脉置管属于医疗行为，必须由医生操作。放置导管过程中应严格执行无菌操作和标准预防措施。穿刺后应确认导管的尖端位置放置在上腔静脉内。

（3）环境准备：按外科小手术的要求进行。

（4）物品准备

物品准备	无菌穿刺包：包括治疗巾、洞巾、药碗、镊子、止血钳、剪刀、持针钳、缝针、缝线、纱布
	皮肤消毒液可用于穿刺部位皮肤消毒的有：2%碘酊、10%聚维酮碘、酒精和洗必泰。以上消毒液可单用或混用。消毒液应采取独立包装的产品。应用2%碘酊进行消毒后必须用酒精脱碘。用消毒液进行皮肤消毒后，应等待消毒液完全风干后再进行血管穿刺
	其他局部麻醉药物，1%普鲁卡因注射液，稀释肝素溶液或生理盐水

（5）置管步骤

1）锁骨下静脉穿刺

| 锁骨下静脉穿刺 | 穿刺点选择：右锁骨下静脉一般选择在锁骨与第一肋骨相交处，即大致等于锁骨内 1/3 和中 1/3 交界处，锁骨下缘以下 1~2cm 处，也可由锁骨中点附近进行穿刺。左锁骨下静脉穿刺点可较右侧稍偏内，可在与左侧锁骨内 1/4~1/3 处，沿锁骨下缘进针。在该处穿刺，可在较近距离内进入静脉 |
| | 患者体位：最好取头低足高仰卧位，床脚抬高 15°~25°，有利于提高静脉压 |

续流程

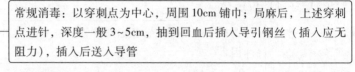

常规消毒：以穿刺点为中心，周围 10cm 铺巾；局麻后，上述穿刺点进针，深度一般 3~5cm，抽到回血后插入导引钢丝（插入应无阻力），插入后送入导管

锁骨下静脉穿刺

拔除导引钢丝，再次抽回血，确定导管在血管内，接肝素帽或与输液管道连接

固定夹固定导管，穿刺局部以无菌敷料覆盖

2）颈内静脉穿刺

穿刺点选择：颈静脉三角顶点、25°~30°进针，紧贴胸锁乳突肌锁骨头内缘

患者体位：仰卧肩枕位，头转向穿刺对侧方，必要时肩后垫高，头低位 15°~30°

颈内静脉穿刺

常规消毒：以穿刺点为中心，周围 10cm 铺巾；局麻后，于颈静脉三角顶点穿刺进针。进针方向与胸锁乳突肌锁骨头内侧缘平行穿刺，进针深度 3.5~4.5cm，以针尖不超过锁骨为度，边进针边抽回血，见回血后，插入导引钢丝（插入应无阻力），插入后送入导管

拔除导引钢丝，再次抽回血，确定导管在血管内，接肝素帽或与输液管道连接

固定夹固定导管，穿刺局部以无菌敷料覆盖

（6）置管后护理

1）护理原则：要求接触中心静脉导管的护士必须具备有关使用和维护导管的知识和能力。

2）敷料更换

敷料更换

目的：减少导管相关性感染的可能

物品准备：含 0.5% 以上有效碘皮肤消毒剂棉球若干；透明敷料（10cm×12cm）；弯盘；药碗；镊子 2 把；治疗盘；无菌纱布若干

敷料更换时的注意事项。

严格遵守无菌操作及消毒隔离常规

操作者严格遵照 6 步洗手法清洁双手

更换敷料前应先对穿刺点进行评估，有否触痛及感染征象

撕敷贴时，注意应顺着穿刺方向，切勿沿导管反向撕除，以免导管移位

更换敷料时，避免对穿刺部位的触摸，以防污染

注意事项 ── 消毒范围应达到 15cm×15cm 以上，以 CVC 穿刺点为中心，由内向外螺旋式消毒 3 次

无张力粘贴敷料，注意穿刺点应正对透明敷料中央；轻捏透明敷料下导管接头突出部位，使透明敷料与接头和皮肤充分粘合；用指腹轻轻按压整片透明敷料，使皮肤与敷料充分接触；一边移除边框一边按压透明敷料边缘。建议在夏天或对出汗较多的患者使用高潮气通透率的薄膜

在透明敷料的标签纸上标注更换敷料时间，并将标签贴于敷料边缘

每隔 3~4 天更换 1 次敷料；如敷料有潮湿、污染或敷料一旦被揭开，立即更换

3）中心静脉导管使用：需要准备的物品为无菌纱布、安尔碘、棉签、0.9%氯化钠溶液、20ml 针筒 2 支、弯盘、治疗盘。

严格遵守无菌操作及消毒隔离常规

操作者严格遵照 6 步洗手法清洁双手

注意事项 ── 每次输液前，应用消毒液消毒肝素帽的接口处。肝素帽应每周更换

输液前，必须抽回血，再输注药物，严禁用力推注，以防血栓意外

输液后，用 20ml 等渗生理盐水脉冲式冲导管

续流程

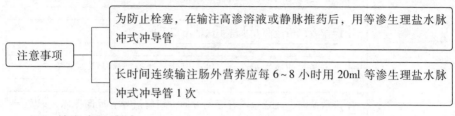

（7）并发症及防治

1）堵管

原因：①输注的液体过于黏稠；②输液结束时未做到正压、脉冲封管；③患者自身处于高凝状态

堵管　临床表现：通常表现为液体输注或推注困难，输液泵持续高压报警

处理：①对于过于稠厚的液体如脂肪乳剂等，可与其他液体一同输注。②发生血凝性堵管时，严禁用力推注，防止血栓意外。应用生理盐水回抽血块并弃去，再用含肝素的液体冲导管。如无法再通应立即拔除导管。③患者如处于高凝状态则应给予相应的对症治疗

2）滑脱

原因：敷料固定不牢固、患者大幅运动等外力因素

滑脱　临床表现：导管滑出体外或穿刺点周围肿胀渗液

处理：①立即通知医生拔除中心静脉导管；②用无菌纱布按压穿刺点

3）渗血

原因：穿刺者操作不当、患者有凝血功能障碍等

渗血　临床表现：穿刺点持续或间歇渗血

处理：①渗血严重者使用纱布敷料，以便观察穿刺点，并可降低成本；②纱布敷料必须每天更换，如有渗血污染必须立即更换；③有凝血功能障碍的患者要给予对症治疗

4）导管相关性感染

导管相关
性感染
- 原因：①穿刺点污染；②导管接头污染；③静脉滴注的药物污染
- 临床表现：患者突然出现发冷、发热，体温骤然升高达39~40℃，没有其他感染源
- 处理：①立即拔除中心静脉导管；②给予相应的降温治疗及应用抗生素；③拔除的导管应做培养，指导临床用药

第五节　静脉治疗护理操作感染防控

静脉治疗过程中避免感染的主要方法是阻止致病菌污染留置针、输液装置、穿刺部位和血液，减少感染机会。

1. 原则

原则
- 确定无菌技术的要素和规程，输液操作要求应用无菌技术和已消毒的安全产品，遵守标准的感染预防措施
- 实施操作前和所有临床操作后立即以合格的方法洗手，以防交叉感染
- 确定所用产品的完整性、安全性，要求使用一次性输液器具
- 所有受血液污染的一次性和（或）锋利的物品，包括针头/导丝、手术刀、注射器应丢弃在不透水、防穿透、防撬开的安全容器中
- 由于物品的消毒过程可以导致生物毒性。因此需要进一步消毒的非一次性使用设备，在消毒时要严格依照医院控制感染的要求执行
- 实施输液操作时使用手套并且考虑设置最大的无菌屏障预防感染
- 应检查、评估并报告与感染有关的发病率和死亡率
- 质量保证和操作的改进构成感染控制措施，最大限度地减低发生院内感染潜在危险，必要时对其进行修正和提出改进方法

2. 洗手
（1）作用：正确的洗手可预防外源性污染并减少感染机会。
（2）原则

	一项常规操作应该建立在组织的政策和程序中
	实施所有操作前和操作后立即洗手，戴手套前和脱下手套之后也应洗手
	肥皂有可能为细菌的潜在来源，用液体肥皂和流动水洗手是适宜的
原则	建议使用盛有液体肥皂或消毒液的分配器，对这种容器也应定期检查有无细菌生长的迹象，经常更换
	在没有自来水的情况下，建议用独立包装的一次性肥皂刷包或无水产品
	有效性：用抗菌剂或酒精擦拭，或者用肥皂/抗菌皂加流水清洁双手
	干手的法：干手机吹干，一次性消毒干纸巾、小毛巾擦干
	临床护士工作时不应佩戴戒指

3. 穿刺部位的选择与感染的易感性

穿刺部位的选择与感染的易感性	人体不同的部位皮肤菌落数不同，穿刺部位的选择直接影响感染的发生率
	在无禁忌的情况下，选择经锁骨下静脉途径留置中央静脉导管优于经颈静脉或股静脉途径

4. 无菌屏障及工作人员防护

无菌屏障及工作人员防护	进行导致飞沫产生、血液或体液喷溅的操作时，应考虑设置额外的保护屏障，包括手套、口罩、隔离衣、帽子、防护目镜和大单
	应在多处放置盛放锐器容器，并方便使用，最后由专业机构人员处理

5. 静脉穿刺时皮肤消毒

静脉穿刺时皮肤消毒	穿刺前用足够有效的消毒剂消毒穿刺部位皮肤，消毒面积要足够大，待消毒剂干燥后穿刺
	按照消毒剂的特性和使用要求，选用适宜的消毒剂

6. 穿刺部位的护理

```
                ┌─ 无菌纱布或透明敷料覆盖穿刺部位
                │
                ├─ 防止穿刺部位遭受外源性的污染，当敷料变湿、脱落或弄脏时应
                │  及时更换
  穿刺部位       │
  的护理    ─────┼─ 每天在完整敷料表面触诊，检查有无红肿触痛、有无出现无明显
                │  原因的发热、有无局部或全身感染的症状
                │
                ├─ 按规定时间间隔更换敷料，更换时避免触摸穿刺部位
                │
                └─ 完成输液管连接口，在相连之前要用消毒剂消毒
```

7. 感染监测

```
                ┌─ 感染的统计资料应成文并保留，应可被检索到。感染率计算公式
                │  为：静脉输液通路感染人数/患者静脉输液总天数×100－每1000
                │  个静脉输液日数中的感染例数
                │
                ├─ 每天观察病情和穿刺部位情况，了解是否有全身和局部感染症状。
                │  如穿刺部位有触痛、有不明原因的发热、局部或全身感染症状，
  感染监测   ────┤  应对穿刺部位进行检查
                │
                ├─ 在敷料更换时，应随时观察有无感染迹象，注意任何感染体征
                │
                ├─ 还可通过血培养、中心静脉导管尖端培养、穿刺部位细菌培养、
                │  输入液体培养帮助确诊
                │
                └─ 若无微生物培养的确认，但中心静脉导管拔除后临床情况明显好
                   转，可被认为中心静脉导管感染的证据
```

8. 耐用医疗用品消毒

（1）原则

```
                ┌─ 耐用医疗用品在一个患者用后应常规清洁消毒
                │
  原则     ──────┼─ 所有消毒剂的使用应遵循产品说明书
                │
                └─ 消毒剂应能有效地杀灭细菌、病毒等
```

（2）实践标准

实践标准

在组织的政策和程序中确定耐用医疗用品的消毒程序

在患者使用前或者另一个患者使用后，以及 1 个患者长期使用到规定时间均应消毒，以预防交叉感染和疾病传播

需清洁消毒的耐用输液用器：包括点滴架、输液泵、肢体固定以及其他非一次性物品

消毒所使用的消毒剂应不造成对设备完整性及功能的破坏

第 八 章

肠内营养配制

第一节 肠内营养配制室的要求与配制人员

一、肠内营养配制室的要求

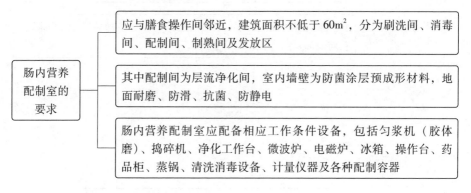

肠内营养配制室的要求

应与膳食操作间邻近，建筑面积不低于 $60m^2$，分为刷洗间、消毒间、配制间、制熟间及发放区

其中配制间为层流净化间，室内墙壁为防菌涂层预成形材料，地面耐磨、防滑、抗菌、防静电

肠内营养配制室应配备相应工作条件设备，包括匀浆机（胶体磨）、捣碎机、净化工作台、微波炉、电磁炉、冰箱、操作台、药品柜、蒸锅、清洗消毒设备、计量仪器及各种配制容器

二、肠内营养配制室配制人员

应掌握全营养混合液（TNA）及肠内营养液配制前的要求、TNA 的配制方法、配制中的无菌技术操作、配伍禁忌及注意事项、营养液的保存与质量检查、保持层流室的洁净度的管理方法与要求、各种细菌检测方法等。

三、肠内营养配制的操作规范

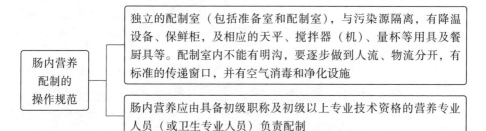

肠内营养配制的操作规范

独立的配制室（包括准备室和配制室），与污染源隔离，有降温设备、保鲜柜，及相应的天平、搅拌器（机）、量杯等用具及餐厨具等。配制室内不能有明沟，要逐步做到人流、物流分开，有标准的传递窗口，并有空气消毒和净化设施

肠内营养应由具备初级职称及初级以上专业技术资格的营养专业人员（或卫生专业人员）负责配制

肠内营养
配制的
操作规范

进入配制室应二次更衣，操作人员须戴好帽子、口罩，清洁双手，其他人员一律不得随意进出

配制室每日工作结束后应进行空气消毒（紫外线辐照等），各类配制用具等应采取相应的清洁消毒措施（见清洁消毒制度）

配制人员应按营养处方要求正确配制，并做好登记和核对，批量配制的产品应注明日期后留样备查（≥48 小时）

配制好的营养液应按所需剂量，分装入一次性容器或经过清洗消毒的容器内，标明床号、日期、处方编号等，分发给配膳员或放入保鲜柜内备用

营养液应尽可能现配现用，配好备用营养液冷却后置于 4℃冰箱，保藏时间 ≤24 小时

第二节　肠内营养的应用

一、适应证

适应证

吞咽和咀嚼困难者

意识障碍或昏迷、无进食能力者

高代谢，如严重烧伤、创伤、化脓性感染、多发性骨折等蛋白质大量丢失者均可用

消化道疾病，如胃肠瘘、短肠综合征、溃疡性结肠炎、克罗恩病（严重时应先用 PN）、急性胰腺炎恢复期及病情不严重的胰腺炎在麻痹性肠梗阻消退后（最好采用空肠置管滴注）

术前准备及术后营养不良：术前准备常用于肠道手术需低纤维膳食时，如结肠及肛门直肠手术前准备，手术前后营养不良均可用

化疗和放疗患者

二、禁忌证

禁忌证
- 3个月内婴儿不能耐受要素制剂，即使稀释也易引起电解质紊乱
- 短肠综合征应先用静脉营养4~6周后，始能逐渐增加要素制剂，使小肠逐渐适应
- 切除术后患者不能耐受高渗型肠内营养制剂，易引起倾倒综合征，必要时可空肠置管滴注低浓度要素制剂
- 消化道出血者禁用
- 空肠瘘患者无论在瘘的上端或下端喂养均有困难，因缺乏足够吸收的面积，应慎用
- 处于严重代谢应激、麻痹性肠梗阻或腹泻急性期、顽固性呕吐、严重腹泻或腹膜炎
- 严重吸收不良综合征的患者，应先用PN，以后视病情逐渐加用EN
- 糖尿病患者不宜用高糖型EN制剂
- 先天性氨基酸代谢缺陷的儿童，肝、肾衰竭的患者，不宜均衡型EN制剂，应结合病情采用特殊疾病型EN制剂

三、注意事项

注意事项
- 长期使用配方奶患者应维持机体代谢的营养需要，应定期检测血脂、血糖以及胃液酸碱度
- 营养师必须深入病房观察病情变化，及时了解消化吸收情况，随时与临床医师联系，按病情调整肠内营养方案
- 注意温度和速度，宜保持37~40℃，速度宜缓慢。每次200~400ml，全日6~8餐
- 经空肠置管补充营养在食品选择时必须注意：营养素要齐全；容易消化吸收；残渣少；低脂肪；含乳糖少；避免高渗营养液；食物内容不宜变动太大；浓度和剂量逐渐增加；用具、器具、营养液均要严格消毒；滴速不宜过快，脱脂牛奶70滴/分，果汁90滴/分，米汤100滴/分；温度宜在40~42℃

四、肠内营养支持疗法的注意事项及处理

与肠外营养相比，肠内营养有较高的安全性，但也有相关的并发症，虽然处理相对容易，但有些并发症如吸入性肺炎也是致命的。

1. 机械性并发症

（1）喂养管堵塞

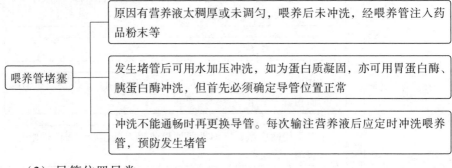

喂养管堵塞

> 原因有营养液太稠厚或未调匀，喂养后未冲洗，经喂养管注入药品粉末等
>
> 发生堵管后可用水加压冲洗，如为蛋白质凝固，亦可用胃蛋白酶、胰蛋白酶冲洗，但首先必须确定导管位置正常
>
> 冲洗不能通畅时再更换导管。每次输注营养液后应定时冲洗喂养管，预防发生堵管

（2）导管位置异常

导管位置异常

> 每次输注营养液之前，应判断导管端所在位置
>
> 通常可根据体外固定导管的位置是否移动、导管腔内液体的颜色作出判断
>
> 如果怀疑导管位置异常，可经抽吸、注气听诊、X线等证实是否在原来位置
>
> 导管异位未被及时发现而输入营养液，根据不同的异常位置，患者可出现吸入性肺炎、胸腔积液、腹腔感染、腹壁感染等严重后果

（3）误吸

误吸

> 常见于虚弱、昏迷患者
>
> 由于患者胃肠功能低下，胃肠蠕动缓慢，输入的营养液潴留在胃肠道内，或突然增加输注速率而引起腹胀，发生呕吐也易造成误吸。应注意喂养管的位置，同时应注意灌注速率，尤其是夜间应放慢管饲速度
>
> 床头应抬高30°

续流程

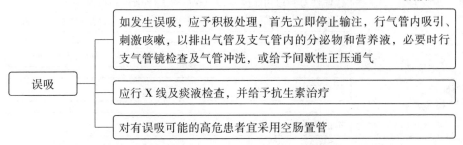

误吸

- 如发生误吸，应予积极处理，首先立即停止输注，行气管内吸引、刺激咳嗽，以排出气管及支气管内的分泌物和营养液，必要时行支气管镜检查及气管冲洗，或给予间歇性正压通气
- 应行 X 线及痰液检查，并给予抗生素治疗
- 对有误吸可能的高危患者宜采用空肠置管

（4）纵隔脓肿：鼻胃管质地粗糙，易引起鼻咽部溃疡和胃黏膜糜烂。若患者主诉有反酸、胃液 pH 降低时，可补充牛奶，口服西咪替丁或氢氧化铝凝胶等药物，同时应降低浓度。

2. 胃肠道并发症

（1）腹泻

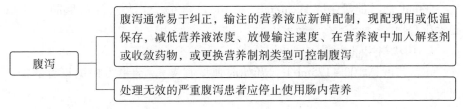

腹泻

- 腹泻通常易于纠正，输注的营养液应新鲜配制，现配现用或低温保存，减低营养液浓度、放慢输注速度、在营养液中加入解痉剂或收敛药物，或更换营养制剂类型可控制腹泻
- 处理无效的严重腹泻患者应停止使用肠内营养

（2）消化道功能失调

消化道功能失调

- 症状包括肠痉挛、腹胀、胃排空延迟及便秘等
- 采用适当配方，降低输入速度，多可避免上述并发症的发生

（3）代谢性并发症

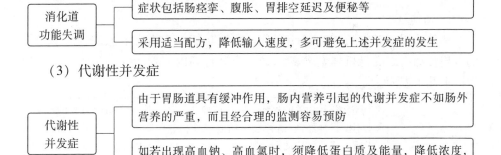

代谢性并发症

- 由于胃肠道具有缓冲作用，肠内营养引起的代谢并发症不如肠外营养的严重，而且经合理的监测容易预防
- 如若出现高血钠、高血氯时，须降低蛋白质及能量，降低浓度，用蒸馏水稀释等

第三节　常用肠内营养液制剂

一、肠内营养混悬液（SP 百普力）

1. 适应证

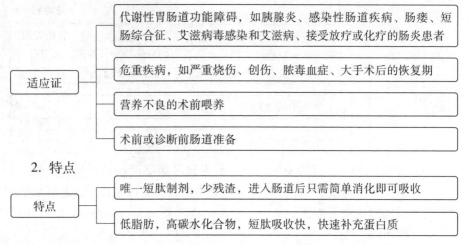

代谢性胃肠道功能障碍，如胰腺炎、感染性肠道疾病、肠瘘、短肠综合征、艾滋病毒感染和艾滋病、接受放疗或化疗的肠炎患者

危重疾病，如严重烧伤、创伤、脓毒血症、大手术后的恢复期

营养不良的术前喂养

术前或诊断前肠道准备

2. 特点

特点

唯一短肽制剂，少残渣，进入肠道后只需简单消化即可吸收

低脂肪，高碳水化合物，短肽吸收快，快速补充蛋白质

3. 营养成分

500ml/瓶，能量密度1kcal/ml，每100ml含4g蛋白质、1.7g脂肪、17.6g碳水化合物。

4. 用法与用量

正常速度是100～125ml/h（开始时速度宜慢），剂量需根据患者的需要而定。

二、肠内营养混悬液（TPF 能全力）

1. 适应证

本品适用于有胃肠道功能或部分胃肠道功能，不能或不愿进食足够数量的常规食物，以满足机体营养需求的，应进行肠内营养治疗的患者。主要用于以下几个方面。

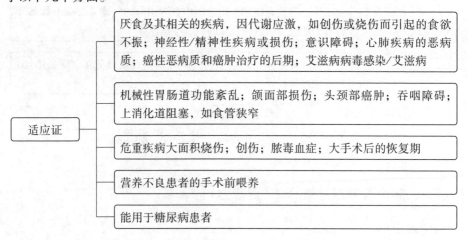

厌食及其相关的疾病，因代谢应激，如创伤或烧伤而引起的食欲不振；神经性/精神性疾病或损伤；意识障碍；心肺疾病的恶病质；癌性恶病质和癌肿治疗的后期；艾滋病病毒感染/艾滋病

机械性胃肠道功能紊乱；颌面部损伤；头颈部癌肿；吞咽障碍；上消化道阻塞，如食管狭窄

适应证

危重疾病大面积烧伤；创伤；脓毒血症；大手术后的恢复期

营养不良患者的手术前喂养

能用于糖尿病患者

2. 特点

含膳食纤维的整蛋白营养制剂，不含乳糖。

3. 营养成分

瓶装：500ml（500kcal 或 750kcal），能量密度 1kcal/ml 或 1.5kcal/ml，每 100ml 含 4g 或 6g 蛋白质、3.9g 或 5.8g 脂肪、12.1g 或 18.1g 碳水化合物。

4. 用法与用量

口服或管饲喂养。管饲喂养时，先置一根喂养管到胃、十二指肠或空肠上端部分。正常滴速为每小时 100~125ml（开始时滴速宜慢），剂量需根据患者需要而定。

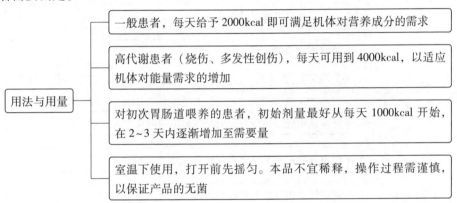

用法与用量	一般患者，每天给予 2000kcal 即可满足机体对营养成分的需求
	高代谢患者（烧伤、多发性创伤），每天可用到 4000kcal，以适应机体对能量需求的增加
	对初次胃肠道喂养的患者，初始剂量最好从每天 1000kcal 开始，在 2~3 天内逐渐增加至需要量
	室温下使用，打开前先摇匀。本品不宜稀释，操作过程需谨慎，以保证产品的无菌

三、肠内营养混悬液（TPF-DM 康全力）

1. 适应证

本品适用于有部分胃肠道功能，而不能或不愿进食足够数量常规食物以满足机体营养需求，并且需要控制血糖水平的患者，主要适用人群为糖尿病患者及应激性高血糖患者。

2. 营养成分

1000ml/袋，能量密度 0.75kcal/ml。每 100ml 含 3.2g 蛋白质、3.2g 脂肪、8.4g 碳水化合物。

3. 用法用量

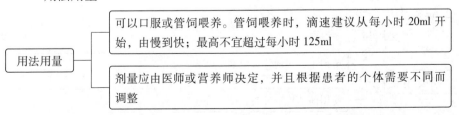

| 用法用量 | 可以口服或管饲喂养。管饲喂养时，滴速建议从每小时 20ml 开始，由慢到快；最高不宜超过每小时 125ml |
| | 剂量应由医师或营养师决定，并且根据患者的个体需要不同而调整 |

续流程

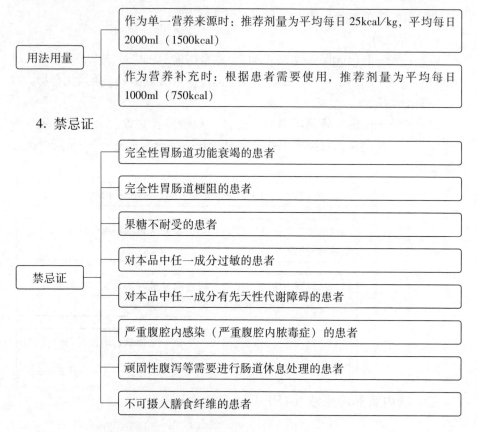

| 用法用量 | 作为单一营养来源时：推荐剂量为平均每日 25kcal/kg，平均每日 2000ml（1500kcal） |
| | 作为营养补充时：根据患者需要使用，推荐剂量为平均每日 1000ml（750kcal） |

4. 禁忌证

禁忌证	完全性胃肠道功能衰竭的患者
	完全性胃肠道梗阻的患者
	果糖不耐受的患者
	对本品中任一成分过敏的患者
	对本品中任一成分有先天性代谢障碍的患者
	严重腹腔内感染（严重腹腔内脓毒症）的患者
	顽固性腹泻等需要进行肠道休息处理的患者
	不可摄入膳食纤维的患者

四、肠内营养混悬液（TP-MCT 康全甘）

1. 适应证

本品适用于有部分胃肠道功能同时伴有脂质代谢障碍的、不能或不愿进食足够数量的食物以满足机体营养需求患者，包括胆盐缺乏患者、胰酶缺乏患者、淋巴转运异常患者。

2. 营养成分

500ml/瓶，能量密度 1.0kcal/ml。每 100ml 含 5g 蛋白质、3.3g 脂肪、12.6g 碳水化合物。

3. 用法用量

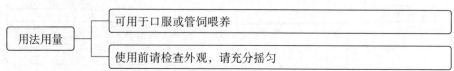

| 用法用量 | 可用于口服或管饲喂养 |
| | 使用前请检查外观，请充分摇匀 |

续流程

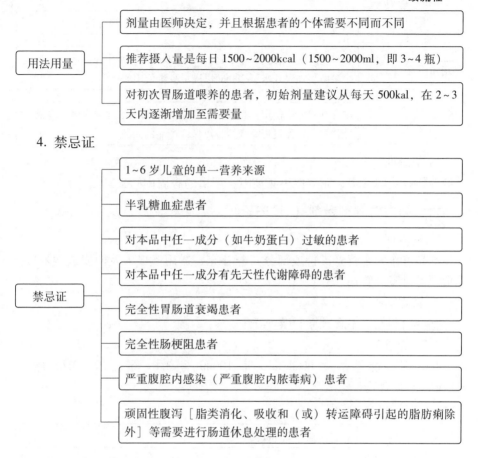

用法用量
- 剂量由医师决定，并且根据患者的个体需要不同而不同
- 推荐摄入量是每日 1500~2000kcal（1500~2000ml，即 3~4 瓶）
- 对初次胃肠道喂养的患者，初始剂量建议从每天 500kal，在 2~3 天内逐渐增加至需要量

4. 禁忌证

禁忌证
- 1~6 岁儿童的单一营养来源
- 半乳糖血症患者
- 对本品中任一成分（如牛奶蛋白）过敏的患者
- 对本品中任一成分有先天性代谢障碍的患者
- 完全性胃肠道衰竭患者
- 完全性肠梗阻患者
- 严重腹腔内感染（严重腹腔内脓毒病）患者
- 顽固性腹泻［脂类消化、吸收和（或）转运障碍引起的脂肪痢除外］等需要进行肠道休息处理的患者

五、肠内营养剂粉剂（能全素）

1. 适应证

本品适用于厌食及其相关的疾病、机械性胃肠功能紊乱、危重疾病患者的营养支持、营养不良患者手术前的营养改善、净化肠道、为手术作准备。

2. 营养成分

320g/听，能量密度 1.0kcal/ml。每 100ml 含 4g 蛋白质、3.94g 脂肪、12.2g 碳水化合物。

3. 用法用量

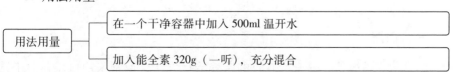

用法用量
- 在一个干净容器中加入 500ml 温开水
- 加入能全素 320g（一听），充分混合

续流程

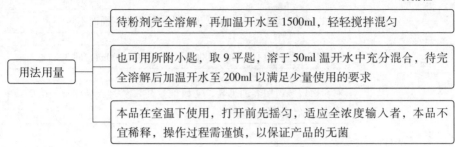

用法用量
- 待粉剂完全溶解，再加温开水至 1500ml，轻轻搅拌混匀
- 也可用所附小匙，取 9 平匙，溶于 50ml 温开水中充分混合，待完全溶解后加温开水至 200ml 以满足少量使用的要求
- 本品在室温下使用，打开前先摇匀，适应全浓度输入者，本品不宜稀释，操作过程需谨慎，以保证产品的无菌

4. 禁忌证

胃肠道功能衰竭；完全性小肠梗阻；严重的腹腔内感染。

六、肠内营养剂粉剂（TP 安素）

1. 适应证

本品可作为全营养支持或部分营养补充，适用于成人及四岁或四岁以上儿童。可口服或管饲。

2. 特点

整蛋白制剂，不含乳糖和膳食纤维。

3. 营养成分

400g/听，能量密度 lkcal/ml，每 100ml 含 3.6g 蛋白质、3.6g 脂肪、13.7g 碳水化合物。

4. 用法与用量

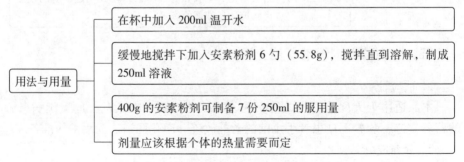

用法与用量
- 在杯中加入 200ml 温开水
- 缓慢地搅拌下加入安素粉剂 6 勺（55.8g），搅拌直到溶解，制成 250ml 溶液
- 400g 的安素粉剂可制备 7 份 250ml 的服用量
- 剂量应该根据个体的热量需要而定

第四节　肠内营养给予方式

一、口服

肠内营养是简便、安全、有效的营养治疗方法，通常采用口服，对于营

养不良或可能发生营养不良，而不能进食和不愿进食的患者及对于暂时或长期消化吸收功能障碍者，只要胃肠有一定功能，并能摄入食物，就可以用肠内营养的方式补充营养。

口服是最经济、最安全、最简便的提供全面营养的方式，且符合正常营养生理过程。

1. 经口给予条件

经口给予条件	患者意识清楚，或咀嚼吞咽正常者。如扁桃体术后即可进食流质饮食，食物应无刺激性，无酸味且易吞咽的食物，如冷牛奶、冰棍、冰激凌、冷藕粉等。前 2 天进食普通流食，第 3 天改半流质饮食，7 天左右可恢复普通饮食
	消化功能正常或仅有轻微障碍者，都应经口进食。即使进食量很少，对胃肠功能也有促进作用。如患者食欲不佳，需耐心说服，精心护理，细心调剂饮食花样，改善烹调口味。必要时补充增进消化、促进合成代谢的药物，如胰酶、维生素和中药等
	术后何时进食，采用何种饮食为宜，都应根据患者具体情况而定。一般原则是非腹部手术可以根据手术大小、麻醉方法及患者对麻醉的反应决定进食时间
	小手术无全身反应者，术后即可进食；大手术者待 2~4 天后才可进食。局部麻醉下行体表手术者，无任何不适或反应，术后即可进食。椎管内麻醉在 3~4 小时后可进食。全身麻醉者应完全清醒，恶心、呕吐等症状消失后方可进食
	腹部手术，尤其胃肠手术，多在 24~48 小时内禁食；第 3~4 天肠功能恢复，肛管排气后，先少量多餐，进食流质饮食，后改为全量流食，第 5~6 天进少渣半流食或半流食；7~9 天可恢复普通饮食

2. 注意事项

注意事项	有食管静脉曲张者，要采用高能量、高蛋白、高纤维素的软饭，避免坚硬、粗糙及带有骨刺的鸡、鱼类食物，以免引起上消化道出血，如有出血，应立即禁食
	牙齿不良或患有龋齿者应避免过冷、过热、过甜的食物

注意事项

- 黏牙、不利于口腔清洁的食物，如面包、果酱及油腻食品等要尽量少食，多吃蔬菜、水果

- 因口腔黏膜或食管局部出血、受损，常引起疼痛和炎症，可用淡盐水或苏打水漱口，避免酸性饮料及过咸或粗糙坚硬食物，肉类要切碎，必要时用浓流质饮食，餐前最好先用利多卡因漱口

- 对味觉障碍者，尽可能选择喜好的食物。饮食制作着重强调色香味，调味适当加重，并注意食物摆放，餐前可喝点酸性饮料，如柠檬汁，以刺激患者食欲

- 胃切除术后患者可进食时，可先清淡流质饮食后流食饮食，然后再半流质饮食，流质饮食阶段尽量缩短，争取早日进食半流食饮食

- 进食量要少，以免引起腹部胀满不适；餐次要多，以保证足够营养摄入量。所用食物应易消化，少用含膳食纤维多的蔬菜、水果或黏稠、易聚集食物。需细嚼慢咽，否则会引起食物性肠梗阻

- 小肠术后，胃肠功能逐渐恢复后，可按清流质饮食、流质饮食和少渣半流质饮食的程序进展，应根据患者耐受程度而定，饮食原则以低脂肪、低纤维、少食多餐为宜

- 慢性消耗性疾病患者，如癌症患者能全面供给营养，并有效利用，不仅可维持正氮平衡，还能增加安全感和生活质量

- 在化疗、放疗间歇期间，给予浓缩优质蛋白，迅速纠正患者营养消耗，以改善营养代谢和缓解恶病质

- 胃溃疡患者饮食，应不刺激胃酸分泌，对胃黏膜无刺激性。饮食治疗原则是饮食要营养丰富，易于消化，含有一定质和量的蛋白质及适量脂肪，如牛奶、豆浆等具有缓冲、中和胃酸，促进溃疡愈合等作用

- 食物应无刺激性，忌用过冷、过热、酸辣等刺激性食品。不宜消化的粗粮、干豆类、油炸食品和膳食纤维多、产气多的芹菜、韭菜、洋葱等都应少食。烹调应少用油煎、油炸等方法

续流程

注意事项
- 肿瘤、炎症疾病、外伤、先天性畸形、肠梗阻等病可能进行大段小肠切除，引起吸收不良综合征
- 若切除小肠 1/3 则可不发生营养不良，切除 50% 后尚可逐步适应，如切掉部分超过 75% 则必须有特殊营养补充，如剩余小部分空肠则靠肠外营养才能存活
- 切除小肠 50%~75% 的患者可用以下营养治疗：先肠外营养 1~2 个月，待全身营养状况改善、胃肠道功能恢复，可试用易消化流质饮食
- 重点控制腹泻，因吸收不良，肠蠕动快，食物渗透压刺激液体分泌过多，发生腹泻，可给予葡萄糖水、淡果汁、米汤等流质饮食。从每次 20~200ml 开始，逐渐增加，禁用含蛋白质和脂肪食品。切除空肠、回肠只留下十二指肠者，只能用流质饮食与肠外营养

3. 影响因素与护理

影响因素与护理
- 进食环境：室内清洁，温度适宜、空气清新，有利于促进患者进食
- 饮食卫生：食具要清洁，色泽明亮，令人有欣快感。食物烹调应注意色、香、味、形，保持食物温度
- 情绪乐观
- 规律进食
- 协助进食：能自己进食者，工作人员应将食物、餐具等放置在患者易取的位置，必要时给予帮助。若需要协助喂养，最好采用坐位、半坐位。对俯卧或平卧患者，应使头部转向一侧，以免使食物呛入气管
- 注意体位：病情危重者应采取头抬高 30°，偏向一侧的体位，防止食物呛入气管内。喂食时，每天的量不可太大，速度不能太快，不应催促患者，以免发生噎呛。如发生恶心，让患者做深呼吸；如发生呕吐，将头偏向一侧，勿使呕吐物吸入气管内
- 做好护理：做好口腔护理，保持口腔卫生。协助治疗口腔及牙齿疾病。记录摄入量，及时解决喂养中出现的问题。家庭成员或朋友的团聚，常给患者带来欢乐，提倡可起床者在病房餐厅集体进餐

二、管饲喂养

通过导管把营养液输入体内，保证患者获得必需的营养素。管饲是肠内营养最重要的方式，其中包括鼻-胃管及鼻-十二指肠空肠管。经造瘘喂养：经颈部食管造瘘、胃造瘘、空肠适瘘。

1. 目的

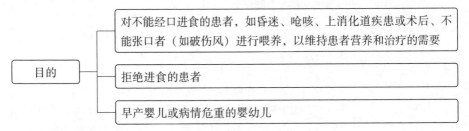

目的
- 对不能经口进食的患者，如昏迷、呛咳、上消化道疾患或术后、不能张口者（如破伤风）进行喂养，以维持患者营养和治疗的需要
- 拒绝进食的患者
- 早产婴儿或病情危重的婴幼儿

2. 用品准备

治疗盘铺无菌巾，内置治疗碗、消毒胃管、镊子、弯盘、20～50ml注射器、纱布、液体石蜡、酒精、松节油、压舌板、棉签、胶布、治疗巾、夹子、别针、听诊器、另备温开水适量，鼻饲饮料200ml，温度38～40℃。

3. 操作步骤

（1）插胃管法

插胃管法
- 备齐用物携至患者床旁，对床号、姓名、说明治疗目的，以取得合作
- 患者取坐位或卧位，颌下铺治疗巾，清洁鼻腔
- 润滑胃管前段，左手持纱布托住胃管，右手持镊子夹住胃管前段沿一侧鼻孔缓缓插入，到咽喉部时（14～16cm）嘱患者做吞咽动作，同时将胃管送下，插入深度为45～55cm（相当于患者的发际到剑突的长度）
- 插管过程中若患者出现恶心，应暂停片刻，嘱患者做深呼吸或吞咽动作，随后迅速将管插入，以减轻不适。插入不畅时应检查胃管是否盘在口中。插管过程中如发现呛咳、呼吸困难、发绀等情况，表示误入气管，应立即拔出，休息片刻后重插
- 昏迷患者因吞咽和咳嗽反射消失，不能合作，为提高插管的成功率，在插管前应将患者头向后仰。当胃管插至15cm（会厌部）时，以左手将患者头部托起，将下颌靠近胸骨柄，以增大咽喉部通道的弧度，便于管端沿后壁滑行，徐徐插入至预定长度

续流程

插胃管法	用胶布固定胃管于鼻翼两侧，开口端接注射器，先回抽，见有胃液抽出，即注入少量温开水，再慢慢注入流质或药液。最后再注入少量温开水以冲净胃管，避免食物存积管腔中变质，造成胃肠炎或堵塞管腔。每次鼻饲量不要超过200ml，间隔时间不少于2小时
	鼻饲后将胃管开口端抬高返折，用纱布包好，夹紧，用别针固定于患者枕旁。需要时记录饮食量。注射器洗净放入治疗碗内，用纱布盖好备用。所有用物应每日消毒1次

（2）拔管法：用于患者停止鼻饲或长期鼻饲需要更换胃管时。

拔管法	置弯盘于患者颌下，将胃管开口端夹紧放入弯盘中，轻轻揭去固定的胶布
	用纱布包裹近鼻孔处胃管，边拔边用纱布擦胃管，拔到咽喉处时快速拔出，以免液体滴入气管。拔出后将胃管盘放在弯盘内
	清洁患者口、鼻、面部。必要时用松节油擦拭胶布痕迹，协助患者取舒适卧位

4. 注意事项

注意事项	插管动作应轻、稳，特别是通过食管三个狭窄处时（环状软骨水平、平气管分叉处、食管通过膈肌处），避免损伤食管黏膜
	每次灌食前检查胃管是否确在胃内。方法如下：接注射器抽吸。有胃液抽出；用注射器从胃管注入10ml空气，置听诊器于胃部，能听到气过水声；将胃管开口端置盛水的碗内应无气体逸出，如有大量气体逸出，表明误入气管
	须经鼻饲管使用药物时，应将药物研碎，溶解后再灌入
	长期鼻饲者应每天进行口腔护理，胃管应每周更换（晚上拔出，翌晨再由另一鼻孔插入）

第五节　肠内营养输注泵操作规范

一、选择原则

EN 输注泵是专门为 EN 支持所设计的，不能用于其他目的（如药物输注），也不能被其他用途的输注泵所替代。由于 EN 输注泵设计的专门性。因此，使用 EN 输注泵的有关人员必须接受专门的训练。

1. EN 输注泵应具备以下要求

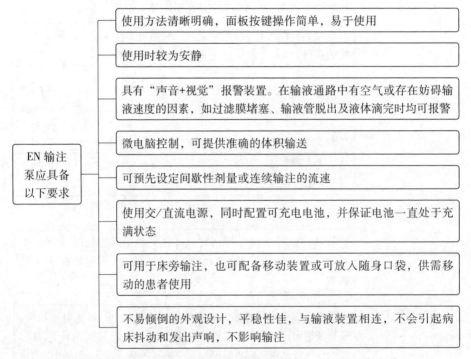

EN 输注泵应具备以下要求

- 使用方法清晰明确，面板按键操作简单，易于使用
- 使用时较为安静
- 具有"声音+视觉"报警装置。在输液通路中有空气或存在妨碍输液速度的因素，如过滤膜堵塞、输液管脱出及液体滴完时均可报警
- 微电脑控制，可提供准确的体积输送
- 可预先设定间歇性剂量或连续输注的流速
- 使用交/直流电源，同时配置可充电电池，并保证电池一直处于充满状态
- 可用于床旁输注，也可配备移动装置或可放入随身口袋，供需移动的患者使用
- 不易倾倒的外观设计，平稳性佳，与输液装置相连，不会引起病床抖动和发出声响，不影响输注

应特别强调的是，泵管材料应不含邻苯二甲酸二乙基己酯成分。

2. 肠内营养输注泵的操作步骤及注意事项

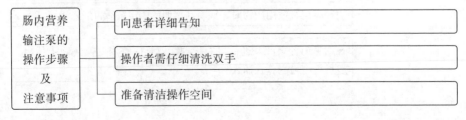

肠内营养输注泵的操作步骤及注意事项

- 向患者详细告知
- 操作者需仔细清洗双手
- 准备清洁操作空间

续流程

```
                        ┌─ 仔细检查输注泵及相关各种设备
                        │
                        ├─ 用温开水冲洗喂养导管
                        │
                        ├─ 将 EN 制剂与泵管连接
                        │
                        ├─ 泵管和输注泵连接
                        │
  肠内营养                ├─ 按照输注泵的说明书调节输注模式，包括总量、速度、温度等
  输注泵的                │
  操作步骤      ─────────┤─ 泵管输注端与喂养管道连接
    及                  │
  注意事项                ├─ 开始 EN 制剂输注
                        │
                        ├─ 输注结束后，关闭输注泵
                        │
                        ├─ 泵管输注端与喂养管道分离
                        │
                        ├─ 用温开水冲洗喂养管道
                        │
                        ├─ 封闭喂养管口
                        │
                        └─ 护士需要观察管道的固定情况
```

二、注意事项

```
                ┌─ 不同的肠内输注泵因结构和功能的不同，在输注速率和输注总量
                │   方面存在不同。使用前，应注意校正其输注速率和输注总量
                │
  注意事项  ─────┤─ 泵管需每 24 小时更换
                │
                └─ 应特别强调的是，以上工作没有任何泵及相关设备可以取代，即
                    "护士必须密切观察患者的情况及患者对肠内营养液输注的反应"
```

第九章

常见疾病的营养治疗

第一节　呼吸系统疾病的营养治疗

一、慢性支气管炎

营养治疗的总原则：食物清淡细软，少量多餐半流食，保证足够的能量和优质蛋白摄入，注意补充维生素、矿物质和水分。

慢性
支气管炎

- 能量与蛋白质：体重正常者给予平衡饮食，体重低于正常者，应供给高能量和高蛋白饮食，以促进受损支气管组织修复，增强呼吸系统抵抗力。蛋白质供给量为每日每千克体重 1.2~1.5g，并以动物蛋白和大豆蛋白等优质蛋白为主

- 限用奶制品：奶制品易使痰液黏稠，使感染加重，应尽量避免食用。同时，每天补充 1000mg 钙元素，相当于服用 2500mg 碳酸钙

- 补充维生素：维生素 A、C 有利于支气管黏膜修复，每天应供给 100mg 维生素 C 和 1500μg 维生素 A，即可满足需要。研究表明，补充维生素 D 可以有效降低慢性支气管炎的患病风险，可以适量补充维生素 D

- 摄入充足水分：大量饮水有利于痰液稀释，并能保持气管通畅。每天至少饮水量在 2000ml 以上

- 饮食制度与调配：患者常因机体缺氧使食欲减退，故应少量多餐，每天可进餐 6 次。若呼吸困难影响咀嚼，则应供给软食，以便咀嚼和吞咽食物

二、哮喘

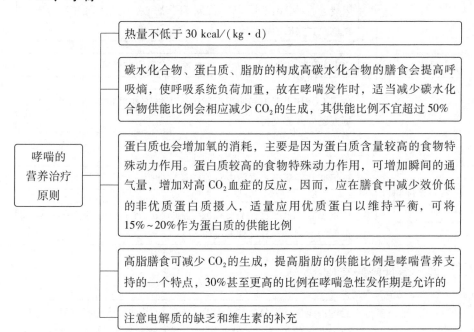

哮喘的营养治疗原则

- 热量不低于 30 kcal/（kg·d）
- 碳水化合物、蛋白质、脂肪的构成高碳水化合物的膳食会提高呼吸熵，使呼吸系统负荷加重，故在哮喘发作时，适当减少碳水化合物供能比例会相应减少 CO_2 的生成，其供能比例不宜超过 50%
- 蛋白质也会增加氧的消耗，主要是因为蛋白质含量较高的食物特殊动力作用。蛋白质较高的食物特殊动力作用，可增加瞬间的通气量，增加对高 CO_2 血症的反应，因而，应在膳食中减少效价低的非优质蛋白质摄入，适量应用优质蛋白以维持平衡，可将 15%~20% 作为蛋白质的供能比例
- 高脂膳食可减少 CO_2 的生成，提高脂肪的供能比例是哮喘营养支持的一个特点，30% 甚至更高的比例在哮喘急性发作期是允许的
- 注意电解质的缺乏和维生素的补充

三、慢性阻塞性肺疾病（COPD）

1. 高蛋白、高脂肪、低碳水化合物饮食。
2. 能量

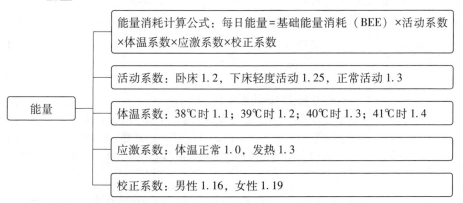

能量

- 能量消耗计算公式：每日能量=基础能量消耗（BEE）×活动系数×体温系数×应激系数×校正系数
- 活动系数：卧床 1.2，下床轻度活动 1.25，正常活动 1.3
- 体温系数：38℃时 1.1；39℃时 1.2；40℃时 1.3；41℃时 1.4
- 应激系数：体温正常 1.0，发热 1.3
- 校正系数：男性 1.16，女性 1.19

3. 供能营养素比例

COPD 稳定期营养不良患者营养支持的能量分配为碳水化合物占 50%~55%，脂肪占 30%~35%，蛋白质占 15%~20%。

4. 少量多餐

少量多餐	因疲乏、呼吸困难及胃肠功能障碍（恶心、饱胀、便秘）等影响食欲及食物的消化吸收
	COPD 有明显缺氧的患者，可在餐前或餐后作吸氧治疗
	危重 COPD 患者，如使用面罩或人工气道辅助机械通气者，可鼻饲或肠外营养支持

5. 营养支持途径

营养支持途径	缓解期和轻症患者胃肠内营养或经口食用治疗饮食
	危重患者、重度营养不良和机械辅助通气者采用短期胃肠外营养，根据病情调整营养支持的途径

四、急性呼吸衰竭

急性呼吸衰竭	能量：能量计算公式同 COPD。实际应用时，不能将计算能量值作为唯一的依据，应根据病情、营养评价指标等调整营养治疗方案
	能量分配：碳水化合物占 45%，蛋白质占 20%，脂肪占 35%
	注意纠正水、电解质平衡，防治低钾、低钙和低磷所致呼吸肌力减退，并注意补充维生素和微量元素。此外，抗氧化剂（维生素 C、硒等）具有抑制急性呼吸窘迫综合征肺部炎症反应作用，亦可适量补充
	全肠外营养时输注速度维持在 5mg/(kg·min)，输注速度过快会加重呼吸困难症状。脂肪摄入量为 1.0~1.5 g/(kg·d)，蛋白质摄入量为 1.2~1.5 g/(kg·d)，若有明显肝、肾功能障碍者，氨基酸摄入量宜降至 0.4~0.6mg/(kg·d)，并注意随访监测和调节
	机械通气患者的营养支持：因气管插管、气管切开或病情危重、神志不清等，均不能经口自动进食

五、乳糜胸

乳糜胸
- 以低脂、低钠、高蛋白及高碳水化合物饮食为主，重症者可禁食并给予静脉营养
- 可用短、中链甘油三酯（MCT）取代长链甘油三酯作为热量的来源
- 中链甘油三酯提供的热量至少占总热量的 20%，或占脂肪热量的 65%；以代替长链脂肪酸，从而减少乳糜液，可用椰子油等来烹调鱼、肉、禽等食品
- 进食时要慢一些，采用少食多餐的办法，或用中链甘油三酯制备的食品作为加餐，可避免腹胀、恶心、腹泻等不良反应
- MCT 能迅速氧化成酮体，同时应补充双糖，避免酮症
- 可用的食物：包括未加油脂的主食及点心、去脂牛奶、咖啡、茶、果汁饮料、水果、蔬菜、豆制品、蛋清、蛋黄（每周不超过 3 个）、精瘦肉、鱼、禽类（用量每日不超过 150g），烹调油在规定数量之内使用，采用中链甘油三酯取代
- 忌用或少用食油：包括全脂乳、奶油、肥肉、鹅、鸭以及市售加了油脂的高脂食品

六、肺炎

1. 营养治疗原则

营养治疗原则
- 能量：患者因长时间高热，体力消耗较严重，故每天供给能量应为 8.4~10.0MJ（2000~2400kcal）或按 "BEE×应激系数×活动系数×体温系数" 计算，应激系数可取 1.3~1.5，活动系数取值同一般疾病患者，持续发热者体温每升高 1℃，BEE 增加约 13%
- 蛋白质：供给充足的蛋白质，以 1.5g/（kg·d）为宜，其中优质蛋白质比例保证在 1/3 以上，可给予牛奶、豆制品、蛋类及瘦肉等，以提高机体抗病能力，防止呼吸系统感染转向恶化，维持机体的消耗

续流程

脂肪：由于肺炎患者发热及频繁咳嗽，导致患者食欲不振，故应适当限制脂肪的量，给予清淡易消化的饮食

碳水化合物：碳水化合物摄入量应充足，以占总能量50%～60%为宜

矿物质：由于酸碱失衡是肺炎的常见症状，应多给新鲜蔬菜或水果，以补足矿物质，有助于纠正水电解质失衡。给予含铁丰富的食物，如动物心脏、肝、肾等；含铜高的食物，如牛肝、芝麻酱、猪肉等；给予虾皮、奶制品等高钙食物

营养治疗原则

维生素：注意各种维生素尤其是维生素A、维生素C及B族维生素等的补充

膳食纤维：因缺氧、呕吐、腹泻，甚至有肠麻痹的症状，严重时可能有消化道出血，故膳食纤维不应过高，尤其是不溶性纤维应限制

水：保证充足的水分供给，鼓励饮水，保证每日饮水2000ml，以利湿化痰，及时排痰，以防止加重中毒症状

2. 营养治疗实施注意事项

宜用食物：具有清热、镇咳和化痰作用的水果如梨、橘子等；牛奶、瘦肉、蛋类及豆制品等优质蛋白质丰富的食物；含维生素和矿物质丰富的新鲜蔬菜如黄瓜、丝瓜、西红柿、冬瓜、绿豆芽等和水果如西瓜、柠檬、菠萝等；挂面、面片、馄饨、粥等

营养治疗实施注意事项

忌（少）用食物：坚硬及含纤维高的食物；禁食大葱、洋葱等刺激性食物，以免加重咳嗽、气喘等症状；忌油腻食物；忌酒

营养治疗实施：以经口饮食为主，发热期应以清淡半流质饮食为好，少量多餐；进食量少者，可考虑部分肠外营养治疗

第二节　消化系统疾病的营养治疗

一、急、慢性胃炎

1. 急性胃炎

急性胃炎

- 大量呕吐及腹痛剧烈者应暂禁食，对症治疗，卧床休息。为了保证胃休息及恢复，通常要禁食 24~48 小时或更长

- 大量饮水。因呕吐腹泻、失水量较多，宜饮糖盐水，补充水和钠，并有利于毒素排泄；若有失水、酸中毒，应以静脉注射葡萄糖盐水及碳酸氢钠溶液

- 待症状缓解后可逐步增加牛奶、蛋羹、蛋汤等，以保护胃黏膜；但若伴有肠炎、腹泻、腹胀等，应尽量少用产气及含脂肪多的食物，如牛奶、豆奶、蔗糖等

- 病情缓解后，可先给清流食，如米汤、藕粉、去核去皮红枣汤、薄面片汤等，以咸的食物为主，目的为补液，并使胃得到适当休息

- 少量多餐，每天 5~6 餐，每餐宜少于 300ml，以减轻胃的负担

- 禁忌烟酒，禁食含纤维较多的各种蔬菜、生水果以及煎炸熏制食品，减少脂肪用量，禁用辛辣的调味品和产气的饮料

- 病情逐渐好转后，可用低脂少渣半流食或软饭，痊愈后，逐渐转入普通饭

2. 慢性胃炎

饮食治疗原则是限制对胃黏膜有强烈刺激的饮食，并利用饮食减少或增加胃酸分泌。

慢性胃炎

- 提供平衡膳食。膳食中所供能量和各种营养素充足、均衡，能维持或促进机体健康，要注意维生素 C 和 B 族维生素的补充，尤其是维生素 B_{12} 和叶酸的补充

- 宜选择清淡、少油腻、易消化的食物，油腻食物如肥肉、奶油、油煎炸食物，刺激性食物如辣椒、洋葱、大蒜、胡椒等，禁食生冷硬的食物

慢性胃炎

- 宜选择含蛋白质及多种维生素的食物，如动物肝、鸡蛋、瘦肉及新鲜瓜类蔬菜等
- 少吃腌制食物：因这些食物中含有较多的盐分及某些可致癌物，故不宜多吃
- 少吃生冷食物、刺激性食物：生冷和刺激性强的食物对消化道黏膜具有较强的刺激作用，容易引起腹泻或消化道炎症
- 少食产气性食物：有些食物容易产气，使患者有饱胀感，应避免摄食，如洋葱、萝卜、黄豆等
- 少量多餐，进食易消化半流食或少渣软饭

3. 特殊情况时的营养治疗

特殊情况时的营养治疗

- 胃酸分泌过多时：禁食呈酸性食品，如浓肉汤、浓鸡汤、大量蛋白质等，可多用牛乳、豆浆、肉泥、菜泥、面条、馄饨、涂黄油的烤面包或带碱的馒头干，以中和胃酸。萎缩性胃炎胃酸少时，可多用浓缩肉汤、鸡汤、酸牛奶、带酸味的水果或果汁，带香味的调料品及适量的糖醋食物，以刺激胃液的分泌，帮助消化
- 并发肠炎时：避免食用引起胀气和含粗纤维较多的食物，如蔗糖、豆类和生硬的蔬菜和水果
- 合并贫血时：要注意补充氨基酸、单糖及维生素 C，因某些氨基酸、单糖和维生素 C 可以促进铁的吸收，也可给予注射用维生素 B_{12} 治疗

二、腹泻

1. 急性腹泻

急性期腹泻

- 排便次数多，常伴有呕吐，暂时禁食，使肠道完全休息，静脉补液纠正水、电解质失衡。严重者先采用肠外营养支持。呕吐停止后进食流食，少量多餐
- 病情缓解后，给予清流质，如米汤、藕粉等，亦可给予去油肉汤、淡茶等，每日 6~7 次，每次 200ml

续流程

急性期腹泻	急性腹泻饮食应忌牛奶、蔗糖等易产气食物；排便次数减少、症状缓解后改为低脂流质或低脂少渣半流
	腹泻基本停止后，可供给低脂少渣半流或软食，逐渐过滤到普食

2. 慢性腹泻

慢性腹泻	慢性腹泻饮食应采用低脂、少渣、高蛋白、高热能、高维生素半流质或软饭
	高热能、高蛋白：为改善营养状况和贫血，恢复体重，应给予高热能、高蛋白饮食，并用逐渐加量的方法。每日可供给蛋白质100g左右，热能 2500~3500kcal
	低脂肪：每天脂肪供给量 40g 左右，过多不易消化并会加重胃肠道负担，刺激胃肠蠕动加重腹泻。故植物油也应限制，并注意烹调方法，禁煎、炸
	少渣：忌食粗粮、生冷瓜果、冷拌菜，以及含粗纤维多的韭菜、芹菜、榨菜、黄豆芽等
	充足的水分：每天供给水 2000~3000ml，防止和纠正脱水
	充足的维生素：注意复合维生素 B 和维生素 C 的补充，可给予如鲜橙汁、果汁、番茄汁、菜汤等
	纠正电解质失衡，补充钾、铁、钙等
	禁忌食物：坚硬不易消化的肉类，如火腿、香肠、腌肉等；刺激性食物，如辣椒、酒、芥末、咖喱等
	乳糖酶缺乏症则忌牛奶和含乳糖的食品，以免腹胀
	烹调方法：宜多采用蒸、煮、烩、炖等方法，使食物易于消化吸收

三、消化性溃疡

1. 营养治疗措施

营养治疗措施

- 选择营养价值高，细软易消化食物，如牛奶、鸡蛋、豆浆、鱼、瘦肉等。经加工烹调使其变得细软易消化、对胃肠无刺激

- 三大营养素比例供给要求，蛋白质对胃酸起缓冲作用，可中和胃酸，但蛋白质在胃内消化又可促进胃酸分泌，因此，供应足够的蛋白质以维持机体需要，则为每日每千克体重按 1g 适宜

- 不需严格限制脂肪，因为脂肪可以抑制胃酸分泌，适量脂肪对胃肠黏膜没有刺激，每日可供给 70~90g，选择易消化吸收的乳融状脂肪（如奶油、牛奶、蛋黄、黄油、奶酪等），也可用适量植物油

- 碳水化合物既无刺激胃酸分泌作用，也不抑制胃酸分泌，每天可供给 300~350g。选择易消化食物如粥、面条、馄饨等，主食以面食为主。蔗糖不宜太多，因其可使胃酸分泌增加，且易胀气

- 供给丰富维生素，选富含 B 族维生素、维生素 A 和维生素 C 的食品

- 少量多餐，定时定量，每天 5~7 餐，每餐量不宜多。少量多餐可中和胃酸，减少胃酸对溃疡面的刺激，又可供给营养，有利于溃疡面愈合，对急性消化性溃疡更为适宜

- 应供给少盐饮食（每日少于 6g），以减少胃酸的分泌

- 避免刺激性食物，机械性和化学性刺激食物均应避免。机械性刺激增加对黏膜损伤，破坏黏膜屏障，如粗粮、芹菜、韭菜、雪菜、竹笋及干果类等；化学性刺激会增加胃酸分泌，对溃疡愈合不利，如咖啡、浓茶、烈酒、浓肉汤等

- 禁忌易产酸产气及生冷、难消化食物，避免食用强烈调味品，产酸食物如地瓜、土豆、过甜点心及糖醋食品等；易产气食物，如生葱、生蒜、生萝卜、蒜苗、洋葱等；生冷食物，如大量冷饮、冷拌菜等；难以消化的食物，如腊肉、火腿、香肠、蚌肉等；强烈的调味品，如胡椒粉、咖喱粉、芥末、辣椒油等

续流程

| 营养治疗措施 | 溃疡病所吃食物必须切碎煮烂，烹调方法可选用蒸、煮、氽、软烧、烩、焖等，不宜用油煎、炸、爆炒、醋熘、冷拌等方法加工食物 |
| | 睡前加餐，对十二指肠溃疡尤为适宜，可减少饥饿性疼痛，有利于睡眠。进食时应心情舒畅、细嚼慢咽，以利于消化 |

2. 十二指肠溃疡急性发作期的处理

十二指肠溃疡急性发作期的处理	饮食治疗原则是少量多餐，少渣半流质饮食，戒粗糙食物，限制刺激性食物，可进食全脂牛奶、浓米汤、蒸蛋羹及淡藕粉
	恢复期应给予软饭
	一般，半流质饮食期：碳水化合物 55%，蛋白质 15%，脂肪 30%
	流质饮食期：碳水化合物 60%，蛋白质 20%，脂肪 20%

四、炎性肠道疾病（IBD）

炎性肠道疾病（IBD）是一种特殊的慢性肠道炎症性疾病，主要包括克罗恩病（CD）和溃疡性结肠炎（UC）。

1. 克罗恩病

急性克罗恩病期，使用药物治疗的同时，必须使肠道休息并采用肠外营养，以纠正负氮平衡，1~2 周后症状减轻，可辅以少量流质饮食。肠道炎症减轻后，可给予少渣流质饮食。恢复期消化道症状消失后，可采用少渣软饭。4 周后逐渐改为普食。当患者无法接受全膳食时，通过口或管饲要素膳食是必要的。

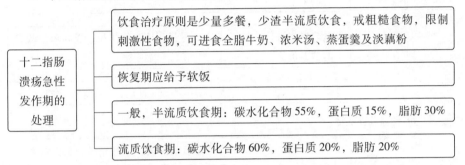

| 克罗恩病 | 每日供给能量 40kcal/（kg·d）；蛋白质 1.5g/（kg·d）左右，因患者系慢性病过程，故易出现负氮平衡，应供给高能量高蛋白膳食，蛋白质中 50% 应为动物蛋白 |
| | 因疾病影响脂溶性维生素以及维生素 B_{12} 的吸收，故应注意充分补充 B 族维生素和维生素 A、维生素 D、维生素 K、维生素 C 等，除给予菜汤、果汁、枣泥、去油肉汤等，还应补充矿物质以及微量元素，纠正水和电解质失调。补充钾、钠、钙、镁、铁等，还应补充锌。由于脂肪吸收障碍，脂肪在肠内与钙形成钙皂，故还要补充钙 |

克罗恩病	主食以精制米面为主，禁用粗粮。副食以瘦肉、鸡、鱼、动物肝，以及蛋类为蛋白质的主要来源，补充适当豆制品。限用牛奶，以免引起腹胀
	少渣低脂膳食，每天膳食中应限制脂肪在 40g 以下，可采用短、中链脂肪酸。少用茎、叶类蔬菜，可用根块类蔬菜，如山药、土豆、胡萝卜等
	少量多餐，每日进餐 4~5 次，尽量压缩食物体积，提高单位数量中的营养价值
	烹调以煮、烩、蒸等为主，禁用油炸、油煎；不用浓味调料

2. 溃疡性结肠炎

溃疡性结肠炎	高能量高蛋白膳食，并给予足够的能量，以补充经肠丢失的能量和蛋白质，满足机体的需要。每日供给能量 35~40kcal/（kg·d），蛋白质按 1.5~2.0g/（kg·d），选用含蛋白质丰富的食品，如瘦肉、家禽、鱼类、蛋类以及适量奶类。严重腹泻者宜提供煮过的牛奶、蒸发奶等
	纠正水、电解质平衡紊乱，补充丰富的维生素和矿物质，特别应补充足量的 B 族维生素，以及铁和钙等矿物质和微量元素
	补充水分，每天应供给 1200~1600ml，若腹泻失水过多者，可饮糖盐水或输液治疗
	饮食应制成柔软易消化的食物，忌粗糙、坚硬、产气、油腻、不易消化及刺激性的食物。禁忌食生蔬菜、生水果和带刺激性的葱、姜、蒜、辣椒等调味品
	少食多餐，一日进餐 4~5 次

3. 急性溃疡性结肠炎的处理

急性发作期给予清流质膳食，以免刺激肠黏膜。病情好转后，应采用流质饮食，逐步过渡到营养充足、无刺激性的少渣半流质膳食，恢复期可进食少渣软饭。重症则应采取胃肠外营养支持。

五、脂肪肝

脂肪肝

- 控制能量摄入：体重在正常范围内的患者每日供给 30~35kcal/kg，防止发胖，避免加重脂肪肝。对于肥胖或超重者，每日能量控制在 20~25kcal/kg

- 高蛋白饮食：每日供给蛋白质 1.5g/kg 左右为宜。可选用脱脂牛奶、鸡蛋清、鱼肉、兔肉及煮过的瘦猪肉、牛肉、鸡肉等食物

- 控制脂肪和胆固醇：全天脂肪供给量不超过 40g，可采用植物油，应避免动物油（鱼油除外）。每日胆固醇摄入量小于 300mg，限制动物内脏、蛋黄、鱿鱼、沙丁鱼、脑髓、鱼卵等含胆固醇高的食物

- 适当控制碳水化合物：应小于总能量的 55%。最好选用粗粮、米面及小米等粮谷类，不用精制糖类、蜂蜜、果汁、果酱、蜜饯等甜食和甜点心

- 补充维生素、矿物质和膳食纤维：多进食新鲜蔬菜、水果

- 忌酒，忌用肉汤、鸡汤、鱼汤以及辛辣调味剂

- 少盐饮食：每日食盐摄入 5g 以下

- 烹调方式：采用蒸、煮、烩、炖、熬、焖等方式，忌油炸、煎、炒的方法

六、急性病毒性肝炎

营养治疗的目的是减轻肝脏负担，减少肝细胞损害，增强肝细胞再生，保护肝功能，提高机体免疫力。

1. 急性期

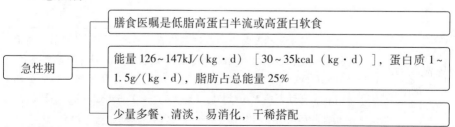

急性期

- 膳食医嘱是低脂高蛋白半流或高蛋白软食

- 能量 126~147kJ/（kg·d）［30~35kcal（kg·d）］，蛋白质 1~1.5g/（kg·d），脂肪占总能量 25%

- 少量多餐，清淡，易消化，干稀搭配

续流程

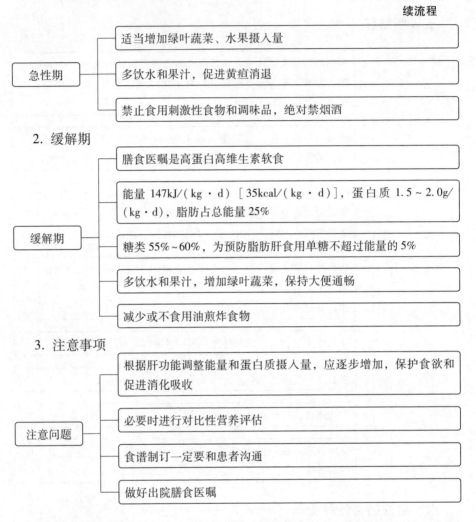

2. 缓解期

3. 注意事项

七、慢性肝炎

营养治疗的目的是减轻肝脏负担，促进肝组织和肝细胞的修复，纠正营养不良，预防肝性脑病的发生。

1. 营养治疗措施

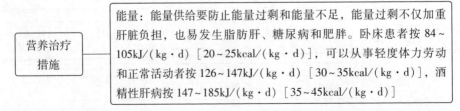

续流程

营养治疗
措施

蛋白质：应供给充足的优质蛋白质，可提高肝内酶活性，减轻肝内炎性细胞浸润，维持氮平衡，增加肝糖原合成和储备，利于肝组织修复，改善肝功能。蛋白质供给标准按 1.5~2.0g/(kg·d)，根据肝功能及时调整

糖类：糖对肝细胞有保护作用，充足的糖也利于蛋白质的利用和组织的修复，过多的糖可引起脂肪肝、肥胖和高血脂。适宜的量是占总能量的 60%~70%

脂肪：过多脂肪可引起脂肪肝、高血脂，食物因油腻而影响食欲。适宜的量是占总能量 20%~25%

增加含维生素和矿物质丰富的食物

2. 食物选择

食物选择

可用食物：谷类、脱脂奶类、水产品、瘦肉、大豆及其制品、绿叶蔬菜、水果、适量植物油

不宜选食物：肥肉、糕点、动物油、酒、烟、刺激性食物和调味品、粗纤维和坚硬食物

烹调方法：宜经常选清淡、少油、易消化吸收的烹调方法，如拌、氽、蒸炖、滑溜等；不宜选用煎炸、熏烤、腌制

八、肝硬化

肝硬化营养治疗的原则是控制病情发展，供给丰富的营养素，增强机体抵抗力，促进肝细胞修复再生以及肝功能恢复。

肝硬化

热能：每日所供给的热能要充足，以节约蛋白质的消耗，成人每日 2000~2800kcal 为宜

蛋白质：每日给予 1.0~1.5g/kg，良好的蛋白质营养能纠正低蛋白血症，有利于腹水和水肿消退，并可促进损害的肝细胞再生。但有肝功能衰竭、肝性脑病倾向时，要限制蛋白质供给

脂肪：脂肪不宜过多，因为肝病时胆汁合成和分泌减少，脂肪的消化和吸收功能减退。脂肪过多，超过肝脏代谢能力，则沉积于肝内，影响肝糖原合成，使肝功能进一步受损

碳水化合物：肝糖原储备充分时，可以防止毒素对肝细胞的损害。故应供给高碳水化合物饮食，每日以 300~450g 为宜，但不要过多进食蔗糖和甜食，应以复合碳水化合物为主

维生素：维生素供给应充足，特别是维生素 A、维生素 C、维生素 E、维生素 K 及 B 族维生素

肝硬化

钠有水肿和轻度腹水患者应用低盐饮食，每日食盐量 1~4g。严重水肿时宜无盐饮食，钠限制在每日 0.5g 左右，禁用含钠多的食物，如海产品、火腿、皮蛋、肉松、酱菜、味精等

微量元素肝硬化时易发生低血钾，蔬菜、水果中含钾及维生素较多，应足量补充

食物烹调方法：采用蒸、煮、炖、烩等，使制成食物柔软，易消化。忌用油炸、煎炒，防止食管静脉曲张破裂出血

少量多餐，禁用强烈调味品及肉汤、鸡汤、鱼汤及酒精饮料等，以减轻肝脏负担

九、肝性脑病

降低或防止血氨升高，促进氨等有毒物质的清除，纠正氨基酸代谢紊乱。保护大脑，预防或延缓肝性脑病的发生。

肝性脑病

能量供给应充足，保证大脑的能量需要，减少组织蛋白质分解，保护肝功能。昏迷期：5040~6720kJ/d（1200~1600kcal/d），完全由葡萄糖供给，停用蛋白质，补充多种维生素，可经鼻饲或静脉供给。葡萄糖可减少组织分解、降低血氨。促进氨与谷氨酸合成谷氨酰胺，提供代谢需要的能量。复苏后：6300~8400kJ/d（1500~2000kcal/d）

蛋白质基本原则是采用低蛋白膳食，根据病情谨慎调整。植物蛋白可提供支链氨基酸，还能增加排便量，减少氨的吸收。但长期无优质蛋白质，影响肝组织的修复，在控制蛋白质摄入总量的前提下，植物蛋白质和动物蛋白质可交替食用

续流程

肝性脑病

昏迷期：停用蛋白质，是治疗肝功能衰竭和肝性脑病的重要措施，但不宜停用过久，长时间不供给蛋白质，内源性蛋白质分解增加，也可以升高血氨

复苏后：20~31g/d，如病情稳定 3 天后可试探性增加，每天增加 10g，直到 50g/d，禁用动物蛋白质

血氨轻、中度升高如无神经精神症状者，0.5g/（kg·d），病情好转后，逐步增加，直到 50g/d 左右。应选择产氨少，含支链氨基酸丰富的食物

脂肪占总能量 20%~25%，宜选植物油

糖类占总能量 60%~70%

维生素注意补充富含维生素 B 族、维生素 C、维生素 A、维生素 E、维生素 K、叶酸、泛酸、烟酸等

水和矿物质应注意出入量的记录，腹水者应减少食盐摄入量，应采用低盐膳食或低钠膳食，食盐<4g/d

禁食粗糙、坚硬、含粗纤维丰富、刺激性的食物

预防便秘，蔬菜应加工成蔬菜泥进食，防止食管-胃底静脉曲张破裂出血

少食多餐，每日 5~6 餐

食物制作清淡少油、软烂、少渣、易吞咽

昏迷患者可采用鼻饲或胃肠外营养，每日供给能量 5040~5880kJ（1200~1400kcal），完全由葡萄糖提供能量，可由静脉或鼻饲输入，停用蛋白质，同时应补充多种维生素。葡萄糖除供给能量外，还可减少组织蛋白分解，促进氨与谷氨酸合成谷氨酰胺，从而降低血氨

十、急性胆囊炎

1. 营养治疗措施

营养治疗措施	急性期：因疼痛、恶心、呕吐、发热，应禁食、胃肠减压，静脉补充水分，纠正脱水
	缓解期：停止禁食，给予清流膳食，如米汤、藕粉、清水面片、果汁、蔬菜汁试食。试用 1~2 天，可采用无油半流食。根据病情逐渐过渡到低脂、低胆固醇、高食物纤维膳食
	蛋白质：不需要增加，因过多蛋白质可引起胆囊收缩诱发疼痛

2. 出院营养指导

出院营养指导	坚持低脂、低胆固醇、高食物纤维膳食，防止复发
	养成良好膳食和生活习惯，禁烟酒
	治疗原发病

十一、慢性胆囊炎、胆石症

慢性胆囊炎、胆石症	热能：供给正常或低于正常量热能，维持理想体重
	低脂肪：高脂肪可促进缩胆囊素的分泌，使胆囊收缩，发生疼痛。故需严格限制脂肪摄入量，每日<40g，缓解期可<50g，且应严格限制动物性脂肪，烹调用植物油脂，忌肥肉、煎炸食品或油腻的糕点
	低胆固醇：每日摄入量<300mg 为宜，免用含胆固醇高的食物，如动物内脏、鱼子、蟹黄、蛋黄等食物
	适量蛋白质摄入过少不利于受损胆管组织的修复，摄入过多会增加胆汁分泌。故宜适量给予，可选用鸡肉、牛肉、鱼、豆制品等
	适量碳水化合物应供给含多糖的复合碳水化合物为主的谷类食物，适当限制简单糖，如砂糖、葡萄糖的摄入，不吃过甜的食品。对合并高脂血症、冠心病、肥胖者更应予以限制

续流程

慢性胆
囊炎、
胆石症

供给丰富维生素

膳食纤维膳食纤维能增加胆盐排泄，抑制胆固醇吸收，降低血脂，可使胆固醇代谢正常，减少形成胆石的机会。同时膳食纤维具有防止胆囊炎发作的功能。可选膳食纤维高的食品，如绿叶蔬菜、水果、粗粮及木耳、香菇等同时具有降低胆固醇作用的食物

少量多餐，以利于刺激胆汁的分泌。并建议多饮水以稀释胆汁达到利于排出的目的

饮食禁忌：免用刺激性的食物和强烈调味品，油煎炸及产气食物，忌烟酒

十二、急性胰腺炎

减少胰液分泌，减轻胰腺负担，修复胰腺组织损伤。

1. 营养治疗措施

营养治疗
措施

目的：减少胰液分泌，减轻胰腺负担，修复胰腺组织损伤

措施：急性胰腺炎发病突然，病情严重，变化多，营养治疗是临床治疗成功的保证

急性期禁食，行胃肠减压，给予胃肠外营养，病情基本稳定后行膳食过渡

缓解期：在不停止胃肠外营养的同时，给予少量无脂无蛋白的清流试餐，150ml。如米汤、稀藕粉、果汁、菜水、试餐2~3天。无脂无蛋白全流：稠米汤、稠藕粉、果汁、菜水，试餐2~3天。无脂低蛋白厚流：烂米粥、米糊、稠藕粉、菜泥粥、清汤面片、蒸鸡蛋白羹等。每次100g清汤龙须面。无脂低蛋白半流食。低脂低蛋白软食。低脂软食

以上膳食忌用食物肉汤类、动物脂肪、畜肉、刺激性调味品和煎炸食物

多餐少量；烹调方法要清淡少油、易消化、无刺激

2. 出院营养指导

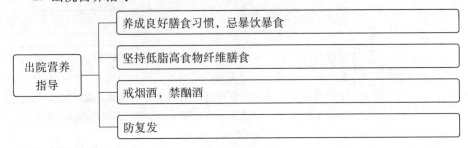

```
　　　　　　　┌─ 养成良好膳食习惯，忌暴饮暴食
　　　　　　　│
　出院营养　　├─ 坚持低脂高食物纤维膳食
　指导　　　　│
　　　　　　　├─ 戒烟酒，禁酗酒
　　　　　　　│
　　　　　　　└─ 防复发
```

十三、慢性胰腺炎

　　慢性胰腺炎的营养治疗原则是避免过多脂肪和刺激性食物，以利于胰腺的休息。缓解病情，避免急性发作，促进受损害的胰腺组织修复

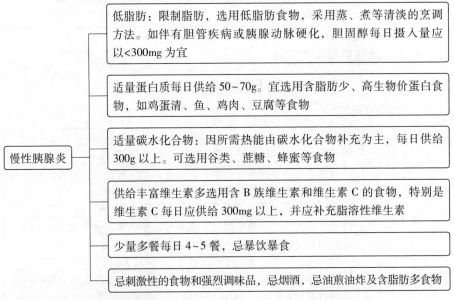

```
　　　　　　┌─ 低脂肪：限制脂肪，选用低脂肪食物，采用蒸、煮等清淡的烹调
　　　　　　│   方法。如伴有胆管疾病或胰腺动脉硬化，胆固醇每日摄入量应
　　　　　　│   以<300mg 为宜
　　　　　　│
　　　　　　├─ 适量蛋白质每日供给 50~70g。宜选用含脂肪少、高生物价蛋白食
　　　　　　│   物，如鸡蛋清、鱼、鸡肉、豆腐等食物
　　　　　　│
慢性胰腺炎 ├─ 适量碳水化合物：因所需热能由碳水化合物补充为主，每日供给
　　　　　　│   300g 以上。可选用谷类、蔗糖、蜂蜜等食物
　　　　　　│
　　　　　　├─ 供给丰富维生素多选用含 B 族维生素和维生素 C 的食物，特别是
　　　　　　│   维生素 C 每日应供给 300mg 以上，并应补充脂溶性维生素
　　　　　　│
　　　　　　├─ 少量多餐每日 4~5 餐，忌暴饮暴食
　　　　　　│
　　　　　　└─ 忌刺激性的食物和强烈调味品，忌烟酒，忌油煎油炸及含脂肪多食物
```

十四、反流性食管炎

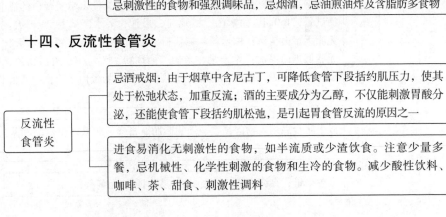

```
　　　　　　┌─ 忌酒戒烟：由于烟草中含尼古丁，可降低食管下段括约肌压力，使其
　　　　　　│   处于松弛状态，加重反流；酒的主要成分为乙醇，不仅能刺激胃酸分
　反流性　　│   泌，还能使食管下段括约肌松弛，是引起胃食管反流的原因之一
　食管炎　　│
　　　　　　└─ 进食易消化无刺激性的食物，如半流质或少渣饮食。注意少量多
　　　　　　　　餐，忌机械性、化学性刺激的食物和生冷的食物。减少酸性饮料、
　　　　　　　　咖啡、茶、甜食、刺激性调料
```

续流程

```
        ┌─────────────────────────────────────────────────────────┐
        │ 吃低脂饮食，可减少进食后反流症状的频率。相反，高脂肪饮 │
        │ 食可促进小肠黏膜释放缩胆囊素，易导致胃肠内容物反流。凡 │
        │ 胃酸过多者，应禁食浓鸡汤等浓缩鲜汤、酸性食品、大量蛋白 │
        │ 质等，避免引起胃酸分泌增加。烹调以煮、炖、烩为主，不用 │
        │ 油煎炸                                                   │
        └─────────────────────────────────────────────────────────┘
        ┌─────────────────────────────────────────────────────────┐
        │ 蛋白质可刺激胃酸分泌，刺激促胃液素的分泌，促胃液素可使食 │
反流性   │ 管下端括约肌张力增加，抑制胃食管反流，可适当增加蛋白质， │
食管炎   │ 例如瘦肉、牛奶、豆制品、鸡蛋清等                         │
        └─────────────────────────────────────────────────────────┘
        ┌─────────────────────────────────────────────────────────┐
        │ 晚餐不宜吃得过饱，避免餐后立刻平卧。就寝时床头整体宜抬高 │
        │ 10~15cm，对减轻夜间反流是个行之有效的办法               │
        └─────────────────────────────────────────────────────────┘
        ┌─────────────────────────────────────────────────────────┐
        │ 保持适宜体重，心情舒畅，增加适宜的体育锻炼。尽量减少增加 │
        │ 腹内压的活动，如过度弯腰、穿紧身衣裤、扎紧腰带等         │
        └─────────────────────────────────────────────────────────┘
```

第三节　心血管系统疾病的营养治疗

一、高脂血症

1. 单纯性甘油三酯增高

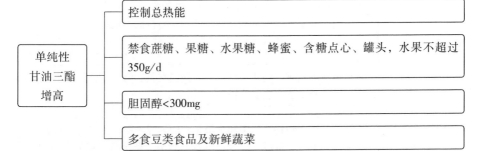

```
        ┌─────────────────────────────────────────────────────────┐
        │ 控制总热能                                               │
        └─────────────────────────────────────────────────────────┘
        ┌─────────────────────────────────────────────────────────┐
单纯性   │ 禁食蔗糖、果糖、水果糖、蜂蜜、含糖点心、罐头，水果不超过 │
甘油三酯 │ 350g/d                                                  │
增高     └─────────────────────────────────────────────────────────┘
        ┌─────────────────────────────────────────────────────────┐
        │ 胆固醇<300mg                                             │
        └─────────────────────────────────────────────────────────┘
        ┌─────────────────────────────────────────────────────────┐
        │ 多食豆类食品及新鲜蔬菜                                   │
        └─────────────────────────────────────────────────────────┘
```

2. 单纯性高胆固醇血症

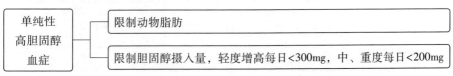

```
        ┌─────────────────────────────────────────────────────────┐
单纯性   │ 限制动物脂肪                                             │
高胆固醇 └─────────────────────────────────────────────────────────┘
血症     ┌─────────────────────────────────────────────────────────┐
        │ 限制胆固醇摄入量，轻度增高每日<300mg，中、重度每日<200mg │
        └─────────────────────────────────────────────────────────┘
```

续流程

单纯性 高胆固醇 血症	热能及碳水化合物无须严格控制
	多食豆类食品及新鲜蔬菜

3. 胆固醇及高甘油三酯血症

胆固醇及 高甘油三酯 血症	控制热能、碳水化合物
	限制胆固醇每日<200mg，禁食高胆固醇食物
	禁食蔗糖、果糖、水果糖、蜂蜜、含糖点心、罐头，水果不超过350g/d
	多食豆类食品及新鲜蔬菜

4. 预防型

预防型	饮食平衡
	碳水化合物占热能 60%～70%
	蛋白质占热能 14%～16%
	脂肪占热能 20%～25%

二、高血压

高血压	减少钠盐，建议每人每日食盐用量不超过6g；特别注意来自烹调时的调味品和含盐高的腌制品，包括酱油、味精、咸菜、咸鱼、咸肉、酱菜等，以及在加工食品中的食盐，如罐头、快餐食品、方便食品和各种熟食品
	减少膳食脂肪，调整肉食结构，提倡吃鱼、鸡、兔、牛肉、大豆，尽可能减少膳食脂肪的摄入
	注意补充钾和钙，蔬菜和水果是钾的最好来源，富钾食物有麸皮、赤豆、杏干、蚕豆、扁豆、冬菇、竹笋、紫菜等。奶及其制品含钙量丰富，吸收率高。发酵的酸奶更有利于钙的吸收
	多吃蔬菜和水果，每日摄入 400～500g 新鲜蔬菜和200g 水果
	限制饮酒，若饮酒每天在2杯（约含酒精28g）或以下

三、冠心病

冠心病
- 控制总热能：热能的摄入不宜过高，以维持正常体重为原则，防止肥胖，如体重过高应减少能量的摄入，并适当增加运动
- 低脂肪：减少总脂肪的摄入量，不用肥肉、肥禽及其他含油脂高的食物，烹调用植物油，每日以两匙为限
- 低胆固醇：少用胆固醇含量高的食物，伴有高胆固醇血症者每日从食物中摄取胆固醇量以低于 300mg 为宜
- 适量蛋白质：宜选用含脂肪少、高生物价蛋白食物，如鸡蛋白、低脂奶、鸡肉、虾、鱼、瘦肉、豆腐、豆干、百叶等
- 少吃甜食：应不用或少用精制碳水化合物，如蔗糖、糖果、甜食等
- 充足的维生素：特别是维生素 C、维生素 B 族和维生素 E 都有调节脂质代谢的作用，应注意补充
- 充足的膳食纤维：膳食纤维可减少肠黏膜吸收胆固醇，加速胆酸从粪便中的排泄，所以有降血脂的作用。粗粮和蔬菜是富含膳食纤维的食物，在日常膳食中应多吃
- 餐次合理，忌暴饮暴食：每次进食勿过饱，晚餐宜少于午餐
- 饮食禁忌：食盐不宜多用，每天 2~4g；含钠味精也应适量限用；多吃新鲜蔬菜、水果、豆制品、海带、木耳、香菇类食物；忌烟少酒，烈性酒应禁忌

四、心肌梗死

1. 限制能量摄入

限制能量摄入
- 能量摄入不宜过高，以减轻心脏负担
- 发病初期能量给予 500~800kcal，总容量 1000~1500ml，进食内容包括米汤、藕粉、去油肉汤、淡茶水、温果汁、菜汁、蜂蜜水等流食
- 此阶段避免胀气或带刺激性的食物，如豆浆、牛奶浓茶和咖啡。少量多餐，分 5 或 6 次喂食，以避免膈肌抬高加重心脏负担，食物不易过冷过热，以防引起心律失常

2. 饮食应营养平衡、清淡且易于消化

```
                  ┌─ 病情好转后可选用低脂半流食，能量给予 1000~1500kcal 可选用
                  │   适量瘦肉末、鸡肉末、鱼类、低脂奶、豆浆、碎菜煮水果等
                  │
                  ├─ 坚持低脂、低饱和脂肪酸、低胆固醇的原则，以防血脂增高、血
 饮食应营         │   液黏度增高
 养平衡、         │
 清淡且易 ────────┼─ 另外，仍应少食多餐，避免过饱
 于消化           │
                  ├─ 保持排便通畅
                  │
                  └─ 避免排便时过于用力
```

3. 注意水和电解质平衡

```
                  ┌─ 食物中水的含量与饮水及输液应一并考虑，适应心脏负荷能力
                  │
                  ├─ 患者如伴有高血压或心力衰竭，应限制钠盐，但临床上亦观察到
                  │   心肌梗死发生后，有尿钠的丢失
                  │
                  ├─ 低钾血症易导致心律失常，高钾亦对心脏不利
 注意水和         │
 电解质平衡 ──────┼─ 故应根据血生化指标予以调整
                  │
                  ├─ 镁对缺血性心肌有良好的保护作用
                  │
                  ├─ 故膳食中应含一定量的镁，成人镁的适宜量为 300~450mg/d
                  │
                  └─ 镁的食物来源为有色蔬菜、小米、面粉、肉、海产品、豆制品等
```

五、心力衰竭

```
                  ┌─ 适当限制蛋白质和能量的摄入：限制蛋白质和能量的摄入，以减
                  │   轻心脏负担。心力衰竭症状时，可给予蛋白质 25~30g、能量
                  │   600kcal，逐渐增加至 40~50g 蛋白质、1000~1500kcal 能量。病情
                  │   稳定后，蛋白质给予 0.8g/kg（体重），能量以维持体重或稍低于
 心力衰竭 ────────┤   理想体重为宜
                  │
                  │   减轻钠、水潴留：根据充血性心力衰竭程度，分别给予限钠每日
                  │   2000、1500、1000 或 500mg 的膳食。心力衰竭时水潴留继发于钠
                  └─  潴留，在限钠的同时无需严格限制液体量。但国内学者考虑过多
                      液量可加重循环负担，故主张每日摄入量为 1000~1500ml
```

续流程

心力衰竭

少食多餐：减少胃胀满感，食物易于消化

注意电解质平衡：充血性心力衰竭中最常见的电解质紊乱之一是钾的平衡失调。由于摄入不足、丢失增加或利尿剂治疗等，可出现低钾血症，出现肠麻痹、心律失常、诱发洋地黄中毒等。此时应摄入含钾高的食物，如因肾功能减退，出现高钾血症，则应选择含钾低的食物

无机盐、维生素充足：钙与心肌收缩性密切相关。给予适量的钙在心力衰竭的治疗中具有积极的意义。此外，应给予充足的维生素，特别是维生素 C 和 B 族维生素

第四节　泌尿系统疾病的营养治疗

一、急性肾小球肾炎

急性肾小球肾炎

蛋白质：起病初期一周内因肾小球滤过率下降，会产生一过性氮质潴留。因此需采用限制蛋白质的饮食。病情好转可适当增加蛋白质的供给量。血清尿素氮恢复正常后即可不再限制蛋白质的供给。在限制蛋白质时应选用生理价值高的蛋白质食物，如蛋、奶、瘦肉类，食物可选用麦淀粉

钾、钠盐：有水肿和高血压的患者，应根据其程度的不同限制食盐的摄入量。限制含盐多的食品如咸菜、腐乳、咸蛋等，应食用低盐或无盐低钠膳食。低钠膳食每日食盐 2g 或酱油 10ml。食用无盐低钠膳食以每日钠摄入量不超过 500mg 为宜。因此，含钠高的蔬菜、加碱或苏打粉的馒头、挂面、饼干等都不宜食用

水分：患者水的摄入量按尿量的多少及水肿情况考虑。病情轻者可适当减少入液量。当患者出现严重水肿或少尿时，每日入液量应限制在 1000ml 内，如出现尿闭则应按急性肾衰竭处理

能量：患者需卧床，故能量不需过高，按每日每千克体重 25 ~ 30kcal 给予

续流程

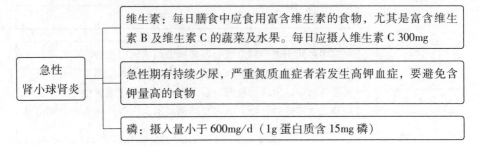

维生素：每日膳食中应食用富含维生素的食物，尤其是富含维生素 B 及维生素 C 的蔬菜及水果。每日应摄入维生素 C 300mg

急性肾小球肾炎

急性期有持续少尿，严重氮质血症者若发生高钾血症，要避免含钾量高的食物

磷：摄入量小于 600mg/d（1g 蛋白质含 15mg 磷）

二、慢性肾小球肾炎

慢性肾小球肾炎的营养治疗原则是补充优质蛋白质摄入，增加人体必需氨基酸的含量，采用低钠饮食。利尿消肿，适量补充铁剂，纠正贫血。

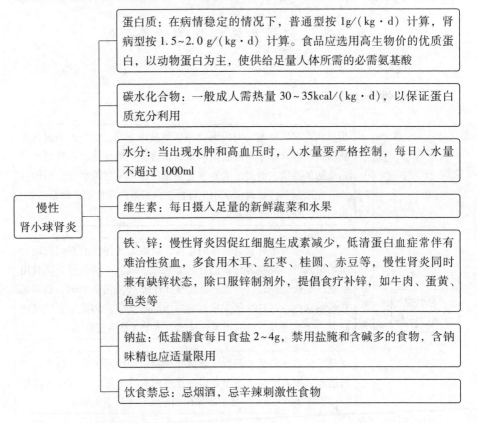

慢性肾小球肾炎

蛋白质：在病情稳定的情况下，普通型按 1g/（kg·d）计算，肾病型按 1.5~2.0 g/（kg·d）计算。食品应选用高生物价的优质蛋白，以动物蛋白为主，使供给足量人体所需的必需氨基酸

碳水化合物：一般成人需热量 30~35kcal/（kg·d），以保证蛋白质充分利用

水分：当出现水肿和高血压时，入水量要严格控制，每日入水量不超过 1000ml

维生素：每日摄入足量的新鲜蔬菜和水果

铁、锌：慢性肾炎因促红细胞生成素减少，低清蛋白血症常伴有难治性贫血，多食用木耳、红枣、桂圆、赤豆等，慢性肾炎同时兼有缺锌状态，除口服锌制剂外，提倡食疗补锌，如牛肉、蛋黄、鱼类等

钠盐：低盐膳食每日食盐 2~4g，禁用盐腌和含碱多的食物，含钠味精也应适量限用

饮食禁忌：忌烟酒，忌辛辣刺激性食物

三、肾病综合征

肾病综合征大量蛋白尿伴低蛋白血症者应给予优质适量蛋白饮食。水肿

明显者应低盐或无盐饮食，同时给予高热量、高维生素膳食。

肾病综合征

- 高蛋白质：肾病综合征极期（血浆蛋白<20g/L，尿蛋白>10g/24h），可适当增加饮食中的蛋白质含量，给予 1.2～1.5g/（kg·d），同时加用血管紧张素转换酶抑制剂
- 若肾功能正常，应根据尿蛋白丢失量确定供给量。供给量按 1.0g/（kg·d）计算，注意尽量选用优质动物蛋白质。一旦出现肾功能不全或肾衰竭，应严格限制蛋白质的摄入
- 脂肪：多采用低脂低胆固醇饮食，烹调油以植物油为主
- 充足碳水化合物：一般成人每日每千克需热量 30～35kcal，以保证蛋白质充分利用
- 不同程度的水肿患者应给予少盐、无盐或少钠膳食。对应用利尿剂的患者，应注意检测血钠、钾情况，以防止低钠血症、低钾血症或脱水的发生
- 充足维生素和矿物质：应选择富含铁及 B 族维生素和维生素 A、维生素 C 的食物，注意钙的补充
- 水：当出现水肿时，入水量要严格控制，每日入水量不超过 1000ml
- 铁和锌：低白蛋白血症常伴有难治性贫血，多食用木耳、红枣、桂圆、赤豆等，同时兼有缺锌状态，除口服锌制剂外，提倡食疗补锌，如牛肉、蛋黄、鱼类等
- 饮食禁忌：食盐不宜多用，每天 2～4g；含钠味精也应适量限用；最好忌烟酒

四、慢性肾衰竭

1. 能量

能量

- 能量供给必须充足，最好每日达 2000～3000kcal
- 能量与氮之比为（250～300）∶1 [正常膳食为（100～150）∶1]

2. 蛋白质

	肾功能不全代偿期 0.8~1.0g/(kg·d)
蛋白质	肾功能不全失代偿 0.6~0.7g/(kg·d)
	尿毒症前期 0.5~0.6g/(kg·d)
	尿毒症期 0.3~0.5g/(kg·d)

3. 水、无机盐和维生素

	若患者尿量不减少，一般水分不必严加限制，以利于代谢废物的排出。但对晚期尿量每日少于 1000 ml、有水肿或心脏负荷增加的患者，则应限制进液量
	在尿量过少或无尿时，又应注意避免食用含钾量高的食物，预防饮食性高钾血症；患者亦可由于摄入量不足和利尿剂的应用出现低钾血症，此时又应补充钾盐
	患者若无水肿和严重高血压，不必严格限制食盐，以防低钠血症发生
水、无机盐和维生素	高磷血症可使肾功能恶化，并使血清钙降低，低蛋白饮食可降低磷的摄入量
	贫血是肾衰竭完全患者常出现的合并症，除多吃含铁丰富的食物以外，还可服铁剂
	如需纠正贫血，一般需应用基因重组红细胞生成素，必要时可输血
	肾衰竭患者体内多种维生素均缺乏，在膳食中应尽量注意补充
	尿毒症患者易患胃炎、肠炎而出现腹泻，甚至有粪便潜血，因此应给予易消化的软饭菜，以防胃肠道机械性刺激而加重病情

4. 脂肪

	在脂肪供给上要注意不饱和脂肪酸与饱和脂肪酸的比值（P/S）
脂肪	P/S 值以 1:1.5 为佳
	在应用上则以采用植物油为宜

5. 必需氨基酸饮食疗法

必需氨基酸 饮食疗法	降低蛋白质的摄入量，同时加入必需氨基酸制剂
	常用的剂型有粉剂、片剂、糖浆等，尚可静脉补给
	粉剂可以和面淀粉、玉米淀粉做成各种点心进食

6. α-酮酸或羟酸疗法

α-酮酸或 羟酸疗法	肾小球滤过率低于 5~15ml/min 时可采用此疗法
	严格限制蛋白质摄入量，一般每日摄入量控制在 15~30g
	能量必须充足，以 0.15~0.19MJ［35~45kcal/（kg·d）］为宜
	因 α-酮酸多为钙盐，故膳食中钙不宜过高

五、急性肾功能衰竭

1. 能量

能量	一般来讲，急性肾衰竭患者能量补充应为 30~45kcal/（kg·d）
	但少尿期患者食欲较差，很难满足如此高的热量要求
	若患者病情较轻，分解代谢不剧，一般主张卧床休息时每日摄入 热量维持在 1000~1500kcal
	热量供给以易消化的碳水化合物为主，可多采用水果，配以麦淀 粉面条、麦片、饼干或其他麦淀粉点心，加少量米汤或稀粥，为 期 3~6 天

2. 蛋白质

蛋白质	饮食中蛋白质以高生物价蛋白质为主
	蛋白质量以满足机体氮平衡为原则，根据尿素氮分解率确定
	为了减少氮代谢产物的产生，蛋白质摄入量不宜过多，但不能为 了减少氮代谢产物的产生而放弃营养治疗

续流程

蛋白质

根据尿素生成率判断患者蛋白质需要，如果患者尿素生成率<5g/d，说明分解代谢无明显增加，给予含氮较低的营养成分比较有利［20~30g 必需氨基酸或 0.6g/(kg·d) 的蛋白质］，但这种治疗不能超过 2 周

对尿素生成率在 5~10g/d 的患者，应给予 0.8~1.2g/(kg·d) 的蛋白质加必需氨基酸和非必需氨基酸

尿素生成率>10g/d 的患者病情常较重或有严重创伤或严重感染，需加强透析，其蛋白质供给量应多些［1.2~1.5g/(kg·d)］，尽量弥补蛋白质分解和透析丢失量

3. 微量元素和维生素

微量元素和维生素

急性肾功能衰竭患者应避免补充维生素 A

维生素 D 一般认为应适量补充

术后不能进食并接受抗生素治疗的非少尿急性肾功能衰竭患者存在维生素 K 缺乏，因此行肠外营养治疗的急性肾功能衰竭患者存在维生素 K 缺乏，应常规补充维生素 K

血透患者常常缺乏水溶性维生素，可通过肠内外营养适量补充

电解质根据需要补充，在少尿期尤其注意预防高钾血症和高磷血症，多尿期和恢复期及长期肠外营养患者应避免低钾血症

若血钾升高，应酌量减少饮食中钾的供给量，避免食用含钾量高的食物，可以冷冻、加水浸泡或弃去汤汁，以减少钾的含量

4. 盐摄入

盐摄入

无水肿患者钠摄入量应与排出量一致

患者水肿时要限制钠摄入

严格监测血清钾、镁、钙、磷浓度，确保其血浓度维持正常

根据不同水肿程度、排尿程度情况及血钠测定，分别采用少盐、无盐或少钠饮食

5. 水分

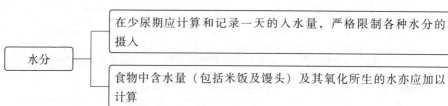

六、透析

透析膳食适用于血液透析、腹膜透析患者。膳食营养补充应结合透析方法、次数、透析时间、消耗程度由病情而定。

1. 血液透析膳食原则

```
蛋白质：凡进行定期血液透析的患者每日给予 1.2g/kg 蛋白质。若
每周进行 30 小时血液透析时，膳食中蛋白质可不予限量，其中优
质蛋白质应占 50% 以上。蛋白质应少食多餐，不可集中 1～2 餐
食用

能量：年龄>60 岁，能量按 30～35kcal/（kg·d）给予；年龄<60
岁则按 35kcal/（kg·d）供给。凡超重及体重不足者，应结合具体
情况减少或增加能量

钠和钾：钠一般限制在 1500～2000mg/d。少尿时应严格控制钠盐
的摄入。每日钾摄入量为 2000mg，还应根据病情变化补钾。糖尿
病肾病患者透析时，更要慎重控制钾摄入量。当尿量大于 1000ml
时，不需再限钾

钙和磷：应结合血液检验结果调整，必要时可适量补充钙剂和维
生素 D，预防血磷过高

脂肪和糖类：肾衰竭患者常伴有高甘油三酯血症和高血糖，所以
脂肪的摄入量不宜过高，脂肪占总能量不超过 30%，并避免摄入
过多的含单糖食品

维生素：除膳食中摄入外，还应口服维生素制剂，如维生素 B 族、
叶酸等

水分：一般每日不少于 1000ml，或按前一日尿量再加 500ml
```
血液透析膳食原则

2. 腹膜透析膳食原则

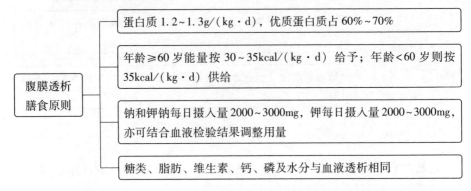

腹膜透析膳食原则
- 蛋白质 1.2～1.3g/（kg·d），优质蛋白质占 60%～70%
- 年龄≥60 岁能量按 30～35kcal/（kg·d）给予；年龄<60 岁则按 35kcal/（kg·d）供给
- 钠和钾钠每日摄入量 2000～3000mg，钾每日摄入量 2000～3000mg，亦可结合血液检验结果调整用量
- 糖类、脂肪、维生素、钙、磷及水分与血液透析相同

3. 食物选择

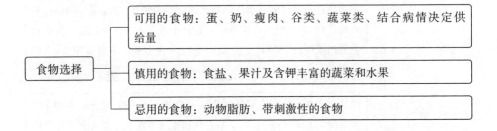

食物选择
- 可用的食物：蛋、奶、瘦肉、谷类、蔬菜类、结合病情决定供给量
- 慎用的食物：食盐、果汁及含钾丰富的蔬菜和水果
- 忌用的食物：动物脂肪、带刺激性的食物

第五节　内分泌和代谢疾病的营养治疗

一、糖尿病

1. 配餐原则

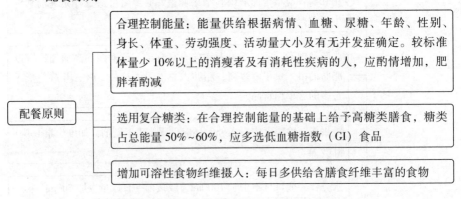

配餐原则
- 合理控制能量：能量供给根据病情、血糖、尿糖、年龄、性别、身长、体重、劳动强度、活动量大小及有无并发症确定。较标准体量少 10% 以上的消瘦者及有消耗性疾病的人，应酌情增加，肥胖者酌减
- 选用复合糖类：在合理控制能量的基础上给予高糖类膳食，糖类占总能量 50%～60%，应多选低血糖指数（GI）食品
- 增加可溶性食物纤维摄入：每日多供给含膳食纤维丰富的食物

配餐原则

控制脂肪和胆固醇摄入：心脑血管疾病及高脂血症是糖尿病常见并发症，故糖尿病膳食应适当降低脂肪供给量。脂肪按每天 0.8~1.0g/kg 供给。限制动物脂肪和饱和脂肪酸摄入，增加多不饱和脂肪酸，植物油至少占总脂肪 33% 以上，供给植物油 20~40g/d，P/S 比值最好能达到 1.5~2.5。减少胆固醇摄入，每天应低于 300mg，烹调用油宜采用豆油、花生油、茶油、菜子油、玉米油等植物油

选用优质蛋白质：糖尿病患者糖原异生作用增强，蛋白质消耗增加，常呈负氮平衡，要适当增加蛋白质供给。总能量 12%~20%，成人按每天 1.0g/kg，优质蛋白质至少占 33%，伴肝、肾疾患时蛋白质摄入量应降低

提供丰富维生素和矿物质：补充 B 族维生素包括维生素 B_1、维生素 PP、维生素 B_{12} 等可改善神经症状，而充足维生素 C 可改善微血管循环。水果可在两餐间食用，摄入量较大时，要注意替代部分主食，血糖控制不好者慎用

补充钾、钠、镁等矿物质是为了维持体内电解质平衡，防止或纠正电解质紊乱。在矿物质中铬、锌、钙尤其受到关注，因为三价铬是葡萄糖耐量因子组成部分，而锌是胰岛素组成部分，补钙对预防骨质疏松症有益，平时钠盐摄入不宜过高，过高易诱发高血压和脑动脉硬化

食品多样：常用食品分为谷薯类，蔬菜，水果，大豆，奶类，瘦肉含鱼虾，蛋类，油脂类包括硬果类等 8 类，糖尿病患者每天膳食都应包含这 8 类食品，每类食品选用 1~3 种。每餐中都要有提供能量、优质蛋白质和具有保护性营养素的食品

合理进餐制度：糖尿病患者进餐时间很重要，要定时、定量。两餐间隔时间太长容易出现低血糖。每天可安排 4~5 餐，餐次增多时可从正餐中抽出部分食品作为加餐用。餐次及其能量分配比例可根据膳食、血糖及活动情况决定，早餐食欲好、空腹血糖正常、上午活动量较大者可增大早餐能量比例

限制酒精：因为酒精除能量外，不含其他营养素，长期饮酒对肝不利，易致高甘油三酯症，长期饮酒可增加或提前发生并发症，饮酒还易引发低血糖的发生，因此糖尿病患者应限制饮酒，如不可避免地要饮酒，应一定要限量

2. 计算步骤

糖尿病膳食是称重膳食，在制订食谱，计算营养素时必须认真细致，也可用电脑进行编制。

计算步骤

- 确定总能量：先计算标准体重，进行体重评估，根据评估结果，结合患者的年龄、体力劳动强度，选择不同的单位体重能量，以能量（MJ 或 kcal）与标准体重相乘得到全天总能量

- 计算生热营养素重量：根据病情确定生热营养素所占能量比例后，与总能量相乘，计算出三大生热营养素的所提供的能量，再分别除以每种营养素每克所供能量（糖类、蛋白质除以 4，脂肪除以 9），得到生热营养素的全天可配重量

- 确定餐次分配比，计算每餐营养素量：根据病情，全天膳食分配可按 1/5、2/5、2/5，1/3、1/3、1/3 和 1/7、2/7、2/7、2/7 等不同比例。分别计算出每餐可配营养素重量

- 配餐步骤：先设定必需的常用食品用量，如 30g 奶粉、鸡蛋 1 只、500g 蔬菜、25g 大豆等，并分别安排至具体某餐。用每餐可配营养素总量减去以上食品所含的糖类、蛋白质和脂肪量后，再按先配主食，后配蔬菜，然后配荤菜，最后计算烹调油及调味品的过程，制订 1 天食谱

- 制订食谱：根据计算食品品种和数量，按烹调要求定出具体食谱供厨师烹调

- 编排周食谱：1 天食谱确定后，可根据食用者膳食习惯、市场供应等因素，按食物交换份表，在同一类食品中更换品种和烹调方法，编排成周食谱

3. 注意事项

注意事项

- 称重治疗膳食：除盐不称重外，对其他一切食品，包括主食、副食、蔬菜和烹调油，均应称重，然后进行烹调

- 禁止加糖：糖尿病膳食烹调原则不加糖、不用糖醋烹调法，葱、姜等调料不加限制，如患者想吃甜味食品，可用木糖醇、糖精或甜叶菊酯调味

注意事项	膳食禁忌：禁用含糖类过高的甜食，如葡萄糖、蔗糖、麦芽糖、蜂蜜、甜点心、红糖、冰糖、冰淇淋、甜食料、糖果、甜糕点、蜜饯、杏仁茶等含纯糖食品。凡含淀粉高的食品，如红、白薯、土豆、藕粉、山芋、芋艿、茨菇、粉丝等，原则上不用，如需食用，应减部分主食取代之
	不得随意加量：糖尿病患者按规定数量摄入食品，不得任意添加其他食品。如饥饿难忍，且病情许可时，征得医护人员同意，添加体积大、能量低的食品，如青菜、白菜、黄瓜、冬瓜、番茄等
	终身控制膳食：糖尿病需终身膳食治疗，平时既要按治疗膳食要求摄取营养素，又要照顾患者膳食习惯，尽可能做到花色品种丰富，美味可口。病情稳定后，可根据劳动强度和活动量，适当放宽限制，以保证正常工作和活动开展
	外出就餐：外出就餐前应当事先做安排、准备。随身携带些方便食品，如奶粉、咸饼干等，以便随时临时加餐。如果正使用降糖药，外出时应当带药品，按要求服用。就餐时需要注意尽量避免选用含糖高，用油煎、油炸等烹调方法制作的菜肴。主食最好选用米饭、馒头、窝头；应选择矿泉水、苏打水、茶，忌含糖饮料和烈性酒
	防止低血糖：如果降糖药物过量，膳食过少或活动突然增多，饮酒以后，糖尿病患者易出现低血糖。发生低血糖时，应及时抢救。立即服用白糖、葡萄糖或馒头 25g，严重者或不能吞咽者，可静脉推注 50% 葡萄糖溶液 20~40ml，并严密观察病情

4. 特殊情况

妊娠糖尿病（GDM）的医学营养治疗的目的是使糖尿病孕妇的血糖控制在正常范围，保证孕妇和胎儿的合理营养摄入，减少母儿并发症的发生。一旦确诊 GDM，应立即对患者进行医学营养治疗和运动指导，并进行如何监测血糖的教育等。医学营养治疗和运动指导后，FPG 及餐后 2 小时血糖仍异常者，推荐及时应用胰岛素。

（1）每日摄入总能量

每日摄入总能量
- 应根据不同妊娠前体质量和妊娠期的体质量增长速度而定
- 虽然需要控制糖尿病孕妇每日摄入的总能量，但应避免能量限制过度，妊娠早期应保证不低于 1500kcal/d，妊娠晚期不低于 1800kcal/d
- 碳水化合物摄入不足可能导致酮症的发生，对孕妇和胎儿都会产生不利影响

（2）碳水化合物

碳水化合物
- 推荐饮食碳水化合物摄入量占总能量的 50%~60% 为宜，每日碳水化合物不低于 150g 对维持妊娠期血糖正常更为合适
- 应尽量避免食用蔗糖等精制糖，等量碳水化合物食物选择时可优先选择低血糖指数食物

（3）蛋白质：推荐饮食蛋白质摄入量占总能量的 15%~20% 为宜，以满足孕妇妊娠期生理调节及胎儿生长发育之需。

（4）脂肪

脂肪
- 推荐饮食脂肪摄入量占总能量的 25%~30% 为宜
- 但应适当限制饱和脂肪酸含量高的食物，如动物油脂、红肉类、椰奶、全脂奶制品等，糖尿病孕妇饱和脂肪酸摄入量不应超过总摄入能量的 7%；而单不饱和脂肪酸如橄榄油、山茶油等，应占脂肪供能的 1/3 以上
- 减少反式脂肪酸摄入量可降低低密度脂蛋白胆固醇、增加高密度脂蛋白胆固醇的水平，故糖尿病孕妇应减少反式脂肪酸的摄入量

（5）膳食纤维

膳食纤维
- 膳食纤维是不产生能量的多糖
- 水果中的果胶、海带、紫菜中的藻胶、某些豆类中的胍胶和魔芋粉等具有控制餐后血糖上升程度、改善葡萄糖耐量和降低血胆固醇的作用
- 推荐每日摄入量 25~30g
- 饮食中可多选用富含膳食纤维的燕麦片、荞麦面等粗杂粮，以及新鲜蔬菜、水果、藻类食物等

（6）维生素及矿物质

维生素及矿物质

> 妊娠期铁、叶酸和维生素 D 的需要量增加了 1 倍，钙、磷、硫胺素、维生素 B_6 的需要量增加了 33%～50%，锌、核黄素的需要量增加了 20%～25%，维生素 A、维生素 B_{12}、维生素 C、硒、钾、生物素、烟酸和每日总能量的需要量增加了 18% 左右

> 因此，建议妊娠期有计划地增加富含维生素 B_6、钙、钾、铁、锌、铜的食物，如瘦肉、家禽、鱼、虾、奶制品、新鲜水果和蔬菜等

（7）非营养性甜味剂的使用

非营养性甜味剂的使用

> ADA 建议只有美国食品药品监督管理局（FDA）批准的非营养性甜味剂孕妇才可以食用，并适度推荐

> 目前，相关研究非常有限。美国 FDA 批准的 5 种非营养性甜味剂，分别是乙酰磺胺酸钾、阿斯巴甜、纽甜、食用糖精和三氯蔗糖

（8）餐次安排

餐次安排

> 少量多餐、定时定量进餐对血糖控制非常重要

> 早、中、晚三餐的能量应控制在每日摄入总能量的 10%～15%、30%、30%，每次加餐的能量可以占 5%～10%，有助于防止餐前过度饥饿

> 医学营养治疗过程应与胰岛素应用密切配合，防止发生低血糖

> 膳食计划必须实现个体化，应根据文化背景、生活方式、经济条件和受教育程度进行合理的膳食安排和相应的营养教育

（9）GDM 的运动疗法

GDM 的运动疗法

> 运动治疗的作用：运动疗法可降低妊娠期基础胰岛素抵抗，是 GDM 的综合治疗措施之一，每餐 30 分钟后进行中等强度的运动对母儿无不良影响

> 运动治疗的方法：选择一种低至中等强度的有氧运动（又称耐力运动），主要指由机体大肌肉群参加的持续性运动。步行是常用的简单有氧运动

GDM 的运动疗法

运动的时间：可自 10 分钟开始，逐步延长至 30 分钟，其中可穿插必要的间歇，建议餐后运动

运动的频率：适宜的频率为 3~4 次/周

运动前行心电图检查以排除心脏疾患，并需确认是否存在大血管和微血管的并发症

GDM 运动疗法的禁忌证：1 型糖尿病合并妊娠、心脏病、视网膜病变、多胎妊娠、宫颈功能不全、先兆早产或流产、胎儿生长受限、前置胎盘、妊娠期高血压疾病等

防止低血糖反应和延迟性低血糖：进食 30 分钟后再运动，每次运动时间控制在 30~40 分钟，运动后休息 30 分钟。血糖水平 <3.3mmol/L 或 >13.9mmol/L 者停止运动。运动时应随身携带饼干或糖果，有低血糖征兆时可及时食用

运动期间出现以下情况应及时就医：腹痛、阴道流血或流水、憋气、头晕眼花、严重头痛、胸痛、肌无力等

避免清晨空腹未注射胰岛素之前进行运动

二、痛风、高尿酸血症

痛风、高尿酸血症

体重要控制：肥胖者容易患痛风，因此应使体重保持在正常的范围内，要使自己每天摄入的食物既满足营养的需要又不会使体重过高，适当的运动以增强体质

油脂要少食：高脂肪可影响尿酸排出体外，进食过多的油脂易使热量过高，导致肥胖，因此应避免食用肥肉、猪牛羊油、肥禽，烹调时应少用油

肉禽要适量：各种肉类、鱼虾、禽类和豆类是人体所必需的富含蛋白质的营养食品，但由于肉、禽等食物中的核蛋白含量较高，而尿酸是核蛋白的代谢产物，所以痛风患者不宜进食过多的肉禽及豆类食品，每日饮食中蛋白质的总量也不宜太高

痛风、高尿酸血症

水分要多饮：水能帮助尿酸排出体外，日常饮食中可多选含水分多且有利尿作用的食物，或增加饮水量，以保证人体每日摄入2000~3000ml的液体

嘌呤要限量：每日食物中嘌呤的摄入量应低于150mg，食物中的嘌呤含量可分为四大类，急性痛风发作时只能选用第一类食物，第二类食物慢性痛风患者每周可选用四次，每次100g，第三类食物每周可选用一次，每次100g。第一类食物不必限量可随意食用

烟酒要免除：吸烟有害健康，饮酒可引起体内乳酸累积而抑制尿酸的排出，增加体内尿酸盐的沉积，酗酒常常会诱发痛风的急性发作，因此痛风患者应禁烟免酒

食物中嘌呤含量分类

1. 第一类含量很少或不含嘌呤

第一类含量很少或不含嘌呤

谷类：精白米、精白面粉、各种淀粉、精白面包、饼干、馒头、面条

蛋类：各种蛋及蛋制品

乳类：各种鲜奶、炼乳、奶酪、酸奶及其他奶制品

蔬菜类：卷心菜、胡萝卜、青菜、黄瓜、茄子、莴笋、甘蓝、南瓜、西葫芦、冬瓜、番茄、萝卜、土豆、黄芽菜、鸡毛菜、雪里蕻、各种薯类、洋粉冻

水果类：各种鲜果及干果、果酱、果汁

饮料：淡茶、碳酸饮料

2. 第二类嘌呤含量较少

第二类嘌呤含量较少

每周可共选用4次，每次不超过100g

如芦笋、花菜、四季豆、青豆、菜豆、鲜蚕豆、鲜黄豆、菠菜、蘑菇、麦片、蟹、牡蛎、鸡肉、羊肉、火腿、麸皮面包

3. 第三类嘌呤含量较高

第三类 嘌呤含量 较高	每周可共选用 1 次，每次不超过 100g
	如扁豆，鲤鱼，鲈鱼，贝壳类水产，猪肉，牛肉，牛舌，小牛肉，鸡汤，鸭肉，鹅肉，鸽子肉，鹌鹑肉，兔肉，肉汤，鳝鱼，鳗鱼

4. 第四类嘌呤含量最高

应避免食用，如胰脏、凤尾鱼、肝、肾、脑、肉汁、沙丁鱼。

三、甲状腺功能亢进（甲亢）

膳食治疗的目的是因为甲亢属于超高代谢综合征，基础代谢率增高，蛋白质分解代谢增强，须供给高能量、高蛋白、高糖类、高维生素膳食，以补偿其消耗，改善全身营养状态。

甲状腺 功能亢进	保证能量供给：需要量应结合临床治疗需要和患者食量而定。通常较正常人增加 50% ~ 70%。每人每天宜供给 12.55 ~ 14.64MJ（3000~3500kcal）。避免一次性摄入过多，适当增加餐次，除正常 3 餐外，另加餐 2~3 次。临床治疗开展时，要及时根据病情，不断调整能量及其他营养素的供给量
	增加糖类：应适当增加糖类供给量，通常占总能量 60% ~ 70%
	保证蛋白质供给：蛋白质供给应高于正常人，可按每天 1.5 ~ 2.0g/kg。不宜多给动物蛋白质，因其有刺激兴奋的作用，应占蛋白总量 1/3 左右。脂肪供给量可正常或偏低
	供给丰富的维生素：适当增加矿物质供给，尤其是钾、钙和磷等，如有腹泻更应注意补充，多选用含维生素 B$_1$、维生素 B$_2$ 及维生素 C 丰富的食品，适当多食肝类、动物内脏、新鲜绿叶蔬菜，必要时补充维生素类制剂
	限制食物纤维：应适当限制含纤维素多的食品，甲亢患者常伴有排便次数增多或腹泻的症状，所以，对食物纤维多的食品应加以限制
	忌选食物：忌用含碘食物如海带、紫菜、发菜等
	宜选食物：根据患者的膳食习惯，可选用各种淀粉类食物，如米饭、面条、馒头、粉皮、芋艿、马铃薯、南瓜等；各种蛋白质食物，如蛋类、乳类、肉类、鱼类等，还要保证供给各种新鲜蔬菜和水果

四、甲状腺功能减退（甲减）

营养治疗目的是给予一定量的碘和忌用可能致甲状腺肿大的食品，保证蛋白质供给，改善和纠正甲状腺功能。

1. 补充适量碘，忌用可能致甲状腺肿大的食品

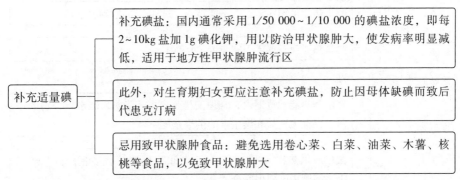

补充适量碘

- 补充碘盐：国内通常采用 1/50 000～1/10 000 的碘盐浓度，即每 2～10kg 盐加 1g 碘化钾，用以防治甲状腺肿大，使发病率明显减低，适用于地方性甲状腺肿流行区
- 此外，对生育期妇女更应注意补充碘盐，防止因母体缺碘而致后代患克汀病
- 忌用致甲状腺肿食品：避免选用卷心菜、白菜、油菜、木薯、核桃等食品，以免致甲状腺肿大

2. 供给足够蛋白质

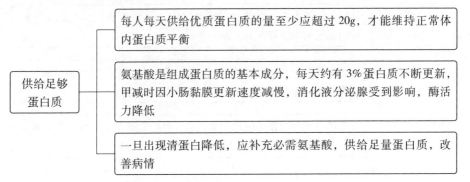

供给足够蛋白质

- 每人每天供给优质蛋白质的量至少应超过 20g，才能维持正常体内蛋白质平衡
- 氨基酸是组成蛋白质的基本成分，每天约有 3% 蛋白质不断更新，甲减时因小肠黏膜更新速度减慢，消化液分泌腺受到影响，酶活力降低
- 一旦出现清蛋白降低，应补充必需氨基酸，供给足量蛋白质，改善病情

3. 限制脂肪和富含胆固醇膳食

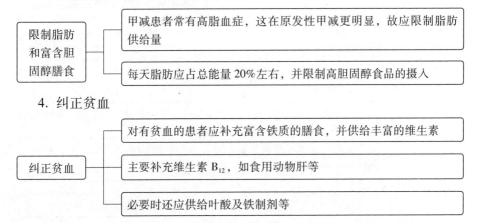

限制脂肪和富含胆固醇膳食

- 甲减患者常有高脂血症，这在原发性甲减更明显，故应限制脂肪供给量
- 每天脂肪应占总能量 20% 左右，并限制高胆固醇食品的摄入

4. 纠正贫血

纠正贫血

- 对有贫血的患者应补充富含铁质的膳食，并供给丰富的维生素
- 主要补充维生素 B_{12}，如食用动物肝等
- 必要时还应供给叶酸及铁制剂等

五、单纯性肥胖

1. 控制热能摄入，使之低于消耗

```
┌─────────┐   ┌──────────────────────────────────────────────────────┐
│ 控制热能 │───│ 根据肥胖的程度，每日热能减少 500~1000kcal（2.1~4.2MJ）│
│ 摄入，使之│   └──────────────────────────────────────────────────────┘
│ 低于消耗 │   ┌──────────────────────────────────────────────────────┐
│         │───│ 减少热能可循序渐进，不能过快、过猛，防止影响健康      │
│         │   └──────────────────────────────────────────────────────┘
│         │   ┌──────────────────────────────────────────────────────┐
│         │───│ 每日热能应不低于 1000kcal（4.2MJ）                   │
└─────────┘   └──────────────────────────────────────────────────────┘
```

2. 保证营养平衡

```
┌─────────┐   ┌──────────────────────────────────────────────────────┐
│         │───│ 在限制热能的范围内，合理安排蛋白质、脂肪、碳水化合物的进│
│         │   │ 量，保证无机盐和维生素的供给充足                      │
│         │   └──────────────────────────────────────────────────────┘
│         │   ┌──────────────────────────────────────────────────────┐
│         │───│ 蛋白质供热比占 15%~20%，或每天 1g/kg，优质蛋白占 50%以│
│         │   │ 上。减肥中不提倡完全素食                              │
│ 保证营养 │   └──────────────────────────────────────────────────────┘
│ 平衡     │   ┌──────────────────────────────────────────────────────┐
│         │───│ 限制脂肪入量，供热比应低于 25%，其中饱和脂肪应低于 7%，│
│         │   │ 控制烹调用油每日 10~20g                               │
│         │   └──────────────────────────────────────────────────────┘
│         │   ┌──────────────────────────────────────────────────────┐
│         │───│ 碳水化合物的进量可适当减少，一般占总热能的 45%~60%，谷│
│         │   │ 类食物应作为主要来源                                  │
│         │   └──────────────────────────────────────────────────────┘
│         │   ┌──────────────────────────────────────────────────────┐
│         │───│ 新鲜的水果和蔬菜应作为无机盐、维生素的主要来源，同时含有│
│         │   │ 较多的无机盐和水分、膳食纤维，有充饥功能              │
└─────────┘   └──────────────────────────────────────────────────────┘
```

3. 注意烹调方法

```
┌─────────┐   ┌──────────────────────────────────────────────────────┐
│ 注意烹调 │───│ 食物应以烹、煮、炖、拌、卤、水滑等少油烹调方法制备为主，│
│ 方法     │   │ 以减少用油量                                          │
│         │   └──────────────────────────────────────────────────────┘
│         │   ┌──────────────────────────────────────────────────────┐
│         │───│ 为了减少水在体内的潴留，同时限制食盐和酱油、味精的摄入│
└─────────┘   └──────────────────────────────────────────────────────┘
```

4. 养好良好的生活习惯

```
┌─────────┐   ┌──────────────────────────────────────────────────────┐
│         │───│ 一日三餐，定时定量：减少 1 餐或晚餐进食过多均不利于减肥│
│         │   └──────────────────────────────────────────────────────┘
│ 养好良好 │   ┌──────────────────────────────────────────────────────┐
│ 的生活习惯│───│ 少吃零食、甜食和饮料：多数零食尤其是坚果类如花生、核桃、│
│         │   │ 开心果、瓜子等均含有极高的热能和脂肪，不利于减肥      │
│         │   └──────────────────────────────────────────────────────┘
│         │   ┌──────────────────────────────────────────────────────┐
│         │───│ 吃饭细嚼慢咽：能够延长进餐时间，达到饱腹作用          │
└─────────┘   └──────────────────────────────────────────────────────┘
```

5. 配合积极的体育锻炼（表9-1），必要时选择适合的药物治疗，能够达到理想的效果。

表9-1 不同活动消耗90kcal所需时间（分）

活动项目	时间	活动项目	时间
睡眠	80	步行、跳舞、游泳	18~30
坐、写字、手工缝纫	50	体操、购物、上下楼	25
电动打字	45	熨衣、打高尔夫球	25
弹钢琴、剪裁、打台球	40	骑自行车	15~25
办公室工作	35	打乒乓球、排球	20
铺床、扫地	30	打羽毛球、网球	15
烹饪、机器缝纫	30	长跑、爬山、打篮球、踢足球	10

第六节 常见外科疾病的营养治疗

一、外科患者手术前饮食营养原则

根本目的是维持患者良好的营养状况。

外科患者手术前饮食营养原则

- 对择期手术的患者，应针对具体情况，采取相应措施，改善营养状况
- 对营养不良消瘦患者，应增加能量和蛋白质摄入，以期增加体重并提高血浆蛋白水平
- 对肥胖的外科患者，宜给予低能量、低脂肪饮食，降低体重，同时避免体脂过多影响伤口愈合
- 对于患糖尿病的外科患者，需通过饮食控制和药物调整来控制血糖，待血糖稳定后再行手术

续流程

	对消化道吸收功能较差、体质瘦弱的外科患者，应注意通过营养补充改善一般状况后再行手术。其饮食可按照适宜能量、低脂肪、低膳食纤维、少量多餐的原则给予
外科患者手术前饮食营养原则	对于肝、胆、胰疾病患者，要注意控制脂肪摄入量
	胃肠道手术前 2~3 日，应停用普食，改为少渣半流或流食，以清除消化道内手术部位的食物残渣
	一般手术前 12 小时应禁食。术前 6 小时开始禁水，以防麻醉和手术进程中呕吐，减少发生吸入性肺炎的危险性，避免因胃内积存食物过多引发术后腹胀

二、外科患者手术后饮食营养原则

必须保证患者营养摄入充足合理。原则上应满足能量和蛋白质的需要，增加维生素摄入。

	恢复进食后，饮食从流食开始，逐步过渡到半流食、软饭和普食
	在整个进食过程中，应采用少量多餐的方式供给营养
	对于非腹部手术患者：可根据手术大小、麻醉方法和患者对手术麻醉的反应综合考虑来决定开始进食的时间
外科患者手术后饮食营养原则	小手术不引起或很少引起全身反应的，术后即可进食。如扁桃体割除术，术后可进冷流食，以减少伤口渗血，有利于伤口愈合，次日可进流食，第三天即可改为半流食
	口腔手术后应给予细、软、烂的饮食，但应保证营养素充足
	大肠或肛门手术后，应限制饮食粗纤维的摄入，以减少早期排便的数量和次数
	肝、胆、胰手术后，饮食原则与胃肠手术相似，但应注意限制脂肪的摄入

三、外科患者营养支持的途径

外科患者营养支持的途径

口服：包括口服自然膳食和肠内营养制剂。口服途径是外科营养支持途径中最有效、最安全、最合乎生理特点的途径。在患者胃肠道功能良好或基本良好的情况下，均应鼓励患者经口摄食。同时，注意改善膳食的色、香、味、形，以刺激患者食欲

肠内营养：对胃肠道功能允许，但不愿经口进食，或经口进食量不足，或有严重的口腔、食管等疾病或梗阻的患者，可采用管饲方式提供营养

肠外营养：对外科重症患者，包括大面积烧伤、创伤、手术、骨折、重度感染、重症胰腺炎、高位大流量肠瘘、短肠综合征、肠功能衰竭等，当胃肠道功能不允许时，应采用肠外营养途径进行营养支持。其方式可采用中心静脉插管、外周静脉插管和经外周静脉的中心静脉插管等

四、胃大部切除术后

1. 饮食营养原则

（1）营养治疗

营养治疗

胃大部或全胃切除后的营养治疗既要补充营养，又要结合患者对饮食的耐受情况。对每个患者应区别对待，切不可强求一律

一般在胃手术后 24~48 小时内禁食，第 3~4 天肠道恢复功能，肛门开始排气后先进少量多餐的清流质饮食，然后逐步改为全量流食，5~6 天后进少渣半流食，7~9 天可以恢复普通饮食

近年主张术后早期肠内营养灌注，术后 6 小时起从空肠营养管先滴注生理盐水，以后逐步转为要素型肠内营养制剂缓慢滴注，开始时 25~50ml/h，8 小时后逐渐加量，包括浓度、速度和剂量，一般 3 天后可达全量

术后的能量供给量平均为 25~30kcal/（kg·d），蛋白质 1~1.5g/（kg·d）

（2）缩短流食阶段，尽早改为半流食或软饭

缩短流食阶段，尽早改为半流食或软饭	在供给半流食时可按干稀搭配原则配餐，每餐配以面包、馒头、软饼干等干食，可多选用肉、蛋、豆制品等，牛奶及乳制品视患者耐受力而定
	如欲饮用汤汁、饮料、茶水等，宜安排在餐前或餐后 0.5~1 小时，以减缓残胃的排空速度

（3）低糖类、高蛋白质、中等脂肪量

低糖类、高蛋白质、中等脂肪量	糖类应以多糖类复合糖类为主，禁用单糖浓缩甜食，如精制糖果、甜点心、甜饮料等
	碳水化合物在肠道水解和吸收速度快于蛋白质和脂肪，对餐后血糖升高的影响也大于蛋白质和脂肪
	胃切除术后若出现反应性低血糖（多发生于餐后 1~3 小时），只要减少碳水化合物进量，尤其是单、双糖的进量，病情即可改善。牛奶及乳制品视患者耐受力而定
	脂肪能减缓胃排空速度，据部分患者反映术后适量吃些油条、油饼等油炸食物反而感到舒适

（4）少量多餐，避免胃肠中蓄积过多

少量多餐，避免胃肠中蓄积过多	每餐根据患者耐受情况，由少向多循序渐进，细嚼慢咽
	不必过分追求完全满足患者对营养物质和能量的需求，重要的是通过利用胃肠道达到维持内脏器官各种生理功能的目的
	这种进餐方式不仅可减缓过量高渗食糜倾入小肠而引起的不适感，也可增加营养摄入量
	一日 3 次正餐，2~3 次加餐

（5）定时定量进餐

定时定量进餐	定时定量进餐，以利于消化吸收，并可预防倾倒综合征和低血糖综合征
	如若出现倾倒综合征，可以进食固态食物为主，减缓食糜进入空肠的速度，不可采用高渗的饮食，每餐后平卧 20~30 分钟可以减轻症状

（6）可服用适量多酶片及各种维生素制剂，口服甲氧氯普胺（胃复安）或多潘立酮（吗丁啉），以改善腹部饱胀等不适。

2. 特殊情况处理

（1）胃吻合口排空障碍

胃吻合口排空障碍 ──
- 术后 9~11 天为吻合口水肿高峰期
- 术后 7~10 天后，已服流质良好的患者，在改进半流质或不消化的食物，如花生、鸡蛋、油腻食物等后有时会突然发生呕吐。经禁食后，轻者 3~4 天自愈，严重者呕吐频繁，可持续 20~30 天
- 原因可能与残胃弛张无力、吻合口水肿和吻合口输出肠段肠麻痹、功能紊乱有关。治疗措施是禁食，持续胃管吸引等

（2）倾倒综合征

倾倒综合征 ──
- 正常人由于幽门的控制，胃内食糜能适时地向小肠输送
- 胃大部切除术后，失去幽门括约功能，食物过快地大量排入上段空肠，又未经胃肠液混合稀释而呈高渗性，同时从肠壁吸出大量液体，使循环血容量减少，肠管膨胀，引起 5-羟色胺等肠道激素释放，肠蠕动剧增
- 膨胀肠管的重力牵拉作用同时也刺激腹腔神经丛，引起反射性腹部和心血管系统症状
- 临床表现：进食后，特别是进甜食后 5~30 分钟，出现腹上区胀满、恶心、肠鸣音增加和腹泻，患者觉心悸、乏力、出汗、眩晕等，平卧几分钟后可缓解
- 预防措施：术后开始进食应少量多餐，避免过甜、过浓的流质饮食，使胃肠道逐渐适应
- 餐后平卧 20~30 分钟可以缓解症状

（3）低血糖综合征

低血糖综合征 ──
- 发生在进食后 2~3 小时，表现为心慌、无力、眩晕、出汗、手颤、嗜睡，也可导致虚脱，故也称晚期倾倒综合征
- 发生机制：食物快速进入空肠后葡萄糖快速吸收，血糖水平骤然增高，刺激胰岛素分泌

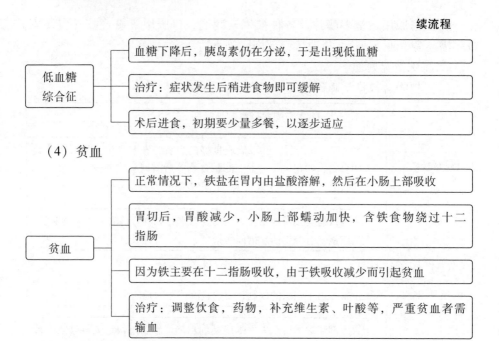

右上角：续流程

低血糖综合征
- 血糖下降后，胰岛素仍在分泌，于是出现低血糖
- 治疗：症状发生后稍进食物即可缓解
- 术后进食，初期要少量多餐，以逐步适应

（4）贫血

贫血
- 正常情况下，铁盐在胃内由盐酸溶解，然后在小肠上部吸收
- 胃切后，胃酸减少，小肠上部蠕动加快，含铁食物绕过十二指肠
- 因为铁主要在十二指肠吸收，由于铁吸收减少而引起贫血
- 治疗：调整饮食，药物，补充维生素、叶酸等，严重贫血者需输血

五、小肠切除术后与短肠综合征

1. 经口进食对于大多数空肠切除，但留有完整的回肠和结肠的患者是有益的。

2. 一般患者早期采用肠外营养支持

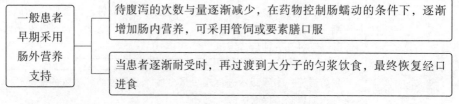

一般患者早期采用肠外营养支持
- 待腹泻的次数与量逐渐减少，在药物控制肠蠕动的条件下，逐渐增加肠内营养，可采用管饲或要素膳口服
- 当患者逐渐耐受时，再过渡到大分子的匀浆饮食，最终恢复经口进食

3. 回肠切除少于 100cm 且留有大部分结肠的患者

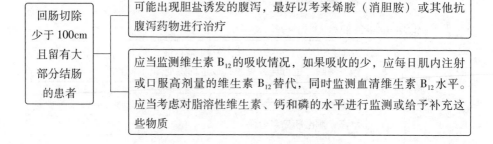

回肠切除少于 100cm 且留有大部分结肠的患者
- 可能出现胆盐诱发的腹泻，最好以考来烯胺（消胆胺）或其他抗腹泻药物进行治疗
- 应当监测维生素 B_{12} 的吸收情况，如果吸收的少，应每日肌内注射或口服高剂量的维生素 B_{12} 替代，同时监测血清维生素 B_{12} 水平。应当考虑对脂溶性维生素、钙和磷的水平进行监测或给予补充这些物质

4. 对于多数回肠切除 100~200cm 以上而结肠完整的患者

对于多数回肠切除 100~200cm 以上而结肠完整的患者

- 口服营养是有益的
- 经肠营养可能有腹泻，是由于胆盐缺乏而有脂肪泻，应减少脂肪量，并增加钙量，使之与草酸盐相结合，减少游离草酸盐的吸收，预防尿结石的形成
- 同时也应增加镁的含量，补偿因与脂肪酸结合皂化而丢失的钙、镁量
- 以中链甘油三酯的形式胃肠内途径给予脂肪可减少脂肪泻并可改善能量平衡
- 但仍需给予长链脂肪酸以补充必需脂肪酸
- 对于经口进食和通过胃肠内给予营养物质不能被适当吸收的患者应当采用胃肠外营养

5. 低脂肪、高能量和高蛋白质饮食

低脂肪、高能量和高蛋白质饮食

- 应给予患者低脂肪、高能量和高蛋白质饮食
- 根据患者肠道恢复的情况，胃肠道营养需要一个循序渐进的过程
- 供给充足的能量 25~35kcal/(g·d)，蛋白质 1~1.5g/(g·d)
- 尽管患者吸收不良，也应逐渐增加能量给予直至足量
- 在监测血清水平的情况下，静脉给予钾、镁、锌

6. 对于进行广泛肠切除情况

对于进行广泛肠切除情况

- 对于进行广泛肠切除，所剩小肠不足 60cm 长或仅剩十二指肠的患者，可能需要无限期的胃肠外营养支持
- 然而许多患者可能表现出令人吃惊的适应能力
- 在接受胃肠外营养支持的过程中应当定期对肠功能和患者的体重变化情况进行评价，以判断胃肠道适应能力

7. 肠内营养首选短肽配方

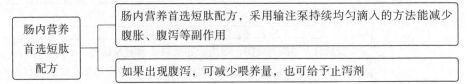

| 肠内营养首选短肽配方 | 肠内营养首选短肽配方，采用输注泵持续均匀滴入的方法能减少腹胀、腹泻等副作用 |
| | 如果出现腹泻，可减少喂养量，也可给予止泻剂 |

8. 可能发生的腹泻

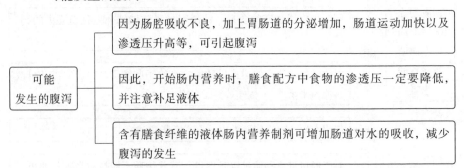

可能发生的腹泻	因为肠腔吸收不良，加上胃肠道的分泌增加，肠道运动加快以及渗透压升高等，可引起腹泻
	因此，开始肠内营养时，膳食配方中食物的渗透压一定要降低，并注意补足液体
	含有膳食纤维的液体肠内营养制剂可增加肠道对水的吸收，减少腹泻的发生

六、肝胆手术后

1. 术后早期（1~2 天）

由于肝胆手术后，常可引起肝功能处于低下状态，胆汁分泌减少等，患者的消化功能减弱，还常伴有疼痛、食欲下降、腹胀和疲乏等症状，需要短时间禁食（24~48 小时内禁食），给予肠外营养支持。

2. 恢复经口进食（术后 2~3 天）

当术后肠道恢复功能，即肛门开始排气后先进少量的清流饮食，然后改为纯糖流食、低脂半流食、软食，再慢慢过渡到普通饮食，这个过程应根据个人情况循序渐进，切不可强求一律。

3. 低脂饮食

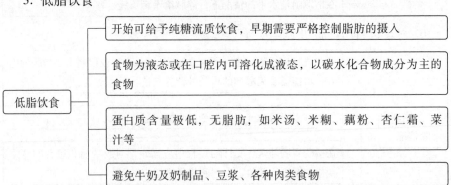

低脂饮食	开始可给予纯糖流质饮食，早期需要严格控制脂肪的摄入
	食物为液态或在口腔内可溶化成液态，以碳水化合物成分为主的食物
	蛋白质含量极低，无脂肪，如米汤、米糊、藕粉、杏仁霜、菜汁等
	避免牛奶及奶制品、豆浆、各种肉类食物

4. 纯素半流

纯素半流 —
- 只采用植物性食品，米粥、细切面、小面片、面包、馒头等发面蒸食
- 可食用含膳食纤维少的蔬菜，如冬瓜、去皮西红柿、煮熟的生菜、土豆等
- 食物细软便于咀嚼和吞咽，易消化，不含粗纤维较多的食物（如韭菜、芹菜、藕等），所有素菜均应切碎制软，全天总脂肪控制在20g 以内
- 应以淀粉及糖类为主，避免动物性食物
- 烹调方法应采用蒸、煮、烩、炖、拌等

5. 低脂半流

低脂半流 —
- 以半流质状态为主，食物制作时要烧烂制软，所有体积大的食物应切碎、小块、煮软，便于咀嚼和吞咽，易消化，不含粗纤维较多的食物（如韭菜、芹菜、藕等）
- 恢复期患者可适当增加蛋白质、维生素丰富而低脂肪的食物，才不增加肝脏负担
- 蛋白质的补充也应以含脂肪低的食物为主，如鱼虾、鸡蛋白、鸡肉（去皮）、里脊肉、豆腐、脱脂酸奶豆腐及少油的豆制品等
- 如不习惯食用奶类或鱼肉者，可多吃大豆制品及菌菇类，以弥补动物蛋白的不足
- 多种新鲜蔬菜水果等也是此阶段适合的食物种类
- 补充充足的蛋白质，有利于修复因胆囊炎和胆石症引起的肝细胞损伤

6. 烹调方法

烹调方法 —
- 烹调时应选用清蒸、清炖、煮、拌、炒、烩、焖、氽等少油的方法，全天总脂肪不超过 40g，烹调油不超过 20g
- 不宜使用油煎、油炸等烹调方法

续流程

烹调方法	选择食物或食品时不宜选用粗糙、坚硬和大块的食物或食品，食物烹调、制作时应避免过酸、过甜、辛辣和使用刺激性食物或调味品
	不饮酒，这样就能减少对胆道的不良刺激

七、食管术后

1. 饮食营养原则
（1）营养治疗的目的

营养治疗的目的	纠正或改善患者营养状况，促进手术伤口的愈合，并提高机体对后续抗肿瘤治疗的耐受力
	消化道功能正常者，以胃肠道管饲补充为主，可选择整蛋白型肠内营养制剂或要素型肠内营养制剂
	胃肠功能部分丧失者，用胃肠造口加部分肠外营养
	胃肠功能丧失者，首选肠外营养
	昏迷或不能进食者可用管饲或部分肠外营养
	胃肠道功能恢复良好时，尽可能采用经肠营养，并鼓励经口进食
	定期进行营养评价，及早发现营养问题并及早处理远比出现营养不良后再行纠正更为有效

（2）饮食营养原则

饮食营养原则	在决定给患者进行手术治疗的同时，如患者已有体重减轻，应采用肠外营养支持
	如果患者能够进食，应给予营养素平衡的要素膳或多聚膳，以少量多餐的方式进食
	根据体重的变化确定能量的供给量

续流程

```
            ┌─────────────────────────────────────────────────────┐
            │ 一般能量供给可在 25 ~ 30kcal/（kg · d），蛋白质 1 ~ 1.5g/ │
            │ （kg · d），脂肪供给量占总能量的 25%~30%，碳水化合物占总能 │
            │ 量的 50%~60%                                          │
            └─────────────────────────────────────────────────────┘
            ┌─────────────────────────────────────────────────────┐
            │ 手术后，应尽可能采用肠内营养支持，如管饲或胃造瘘的方式，   │
            │ 膳食配方应根据病情及时调整，逐渐过渡到经口进食            │
            └─────────────────────────────────────────────────────┘
┌────────┐  ┌─────────────────────────────────────────────────────┐
│ 饮食营养 │  │ 供给充足的多种维生素及钙、磷丰富的食物                  │
│   原则   │  └─────────────────────────────────────────────────────┘
└────────┘  ┌─────────────────────────────────────────────────────┐
            │ 补充维生素和微量元素类制剂                             │
            └─────────────────────────────────────────────────────┘
            ┌─────────────────────────────────────────────────────┐
            │ 补充液体和保持水电解质平衡，以弥补术后因摄入减少、发热、  │
            │ 出血、漏液等排泄量增加所致的代谢紊乱                     │
            └─────────────────────────────────────────────────────┘
```

2. 食管癌术后常见并发症的营养原则

```
            ┌─────────────────────────────────────────────────────┐
            │ 吻合口瘘：可发生胸内吻合口瘘、颈部吻合口瘘。吻合口瘘发生  │
            │ 后，营养支持方面可选择肠内营养或肠外营养。可以空肠造瘘，  │
            │ 给予高蛋白、高热量的短肽类要素膳。若患者情况并不适合再行  │
            │ 空肠造瘘，则需考虑肠外营养                             │
            └─────────────────────────────────────────────────────┘
            ┌─────────────────────────────────────────────────────┐
            │ 应激性胃溃疡大出血：应予以禁食，肠外营养，但需注意血生化、│
            │ 电解质等指标的监测                                     │
┌────────┐  └─────────────────────────────────────────────────────┘
│ 食管癌  │  ┌─────────────────────────────────────────────────────┐
│ 术后常见 │  │ 乳糜胸和乳糜腹：食管癌根治术后乳糜胸的发生率为 0.6% ~   │
│ 并发症的 │  │ 2.5%。发生乳糜胸的患者易出现营养不良、呼吸循环失代偿、免 │
│ 营养原则 │  │ 疫抑制等。食管手术的患者术后乳糜腹水出现早，低蛋白血症等  │
└────────┘  │ 情况较多见。全肠外营养是目前被推崇的标准方法            │
            └─────────────────────────────────────────────────────┘
            ┌─────────────────────────────────────────────────────┐
            │ 术后心肺衰竭：此类并发症多见于老年患者。营养支持应与其他  │
            │ 治疗密切配合，特别需注意液体平衡方面的问题，以防造成补液  │
            │ 过多带来的心肺超负荷。肺功能不全时需考虑减少葡萄糖的用量，│
            │ 以减少 $CO_2$ 的产生                                  │
            └─────────────────────────────────────────────────────┘
```

参 考 文 献

［1］李华文，喻格书. 临床营养学实习指导. 北京：科学出版社，2012.

［2］陈伟，江华，陶晔璇，等. 中国糖尿病医学营养治疗指南. 中国医学科学院学报，2011，3:253-256.

［3］中国医师协会. 临床诊疗指南临床营养科分册（2010 版）. 北京：人民军医出版社，2010.

［4］石汉平，凌文华，李薇. 肿瘤营养学. 北京：人民卫生出版社，2012.

［5］全国卫生专业技术资格考试专家委员会. 2011 年全国卫生专业技术资格考试指导：营养学. 北京：人民卫生出版社，2010.

［6］焦广宇，蒋卓勤. 临床营养学. 第 3 版. 北京：人民卫生出版社，2012.

［7］石汉平，李薇，齐玉梅，等. 营养筛查与评估. 北京：人民卫生出版社，2014.

［8］曹伟新. 围手术期肿瘤患者营养支持疗法的认识和实践. 中华临床营养杂志，2012，2:65-68.

［9］石汉平，李薇，王昆华. PG. SGA 肿瘤患者营养状况评估操作手册. 北京：人民卫生出版社，2013.

［10］中国营养学会. 中国居民膳食指南（2016）. 北京：人民卫生出版社，2016.

［11］Cederholm T，Barazzoni R，Austin P，et al. ESPEN guidelines on definitions and terminology of clinical nutrition. Clinical Nutrition，2016，9:1-16.